킴아저씨와 함께하는

엉뚱 상상

으로 배워가는

응급환자관리

김수태 저

도서출판 대학서림

킴아저씨와 함께하는

엉뚱상상

으로 배워가는

응급환자관리

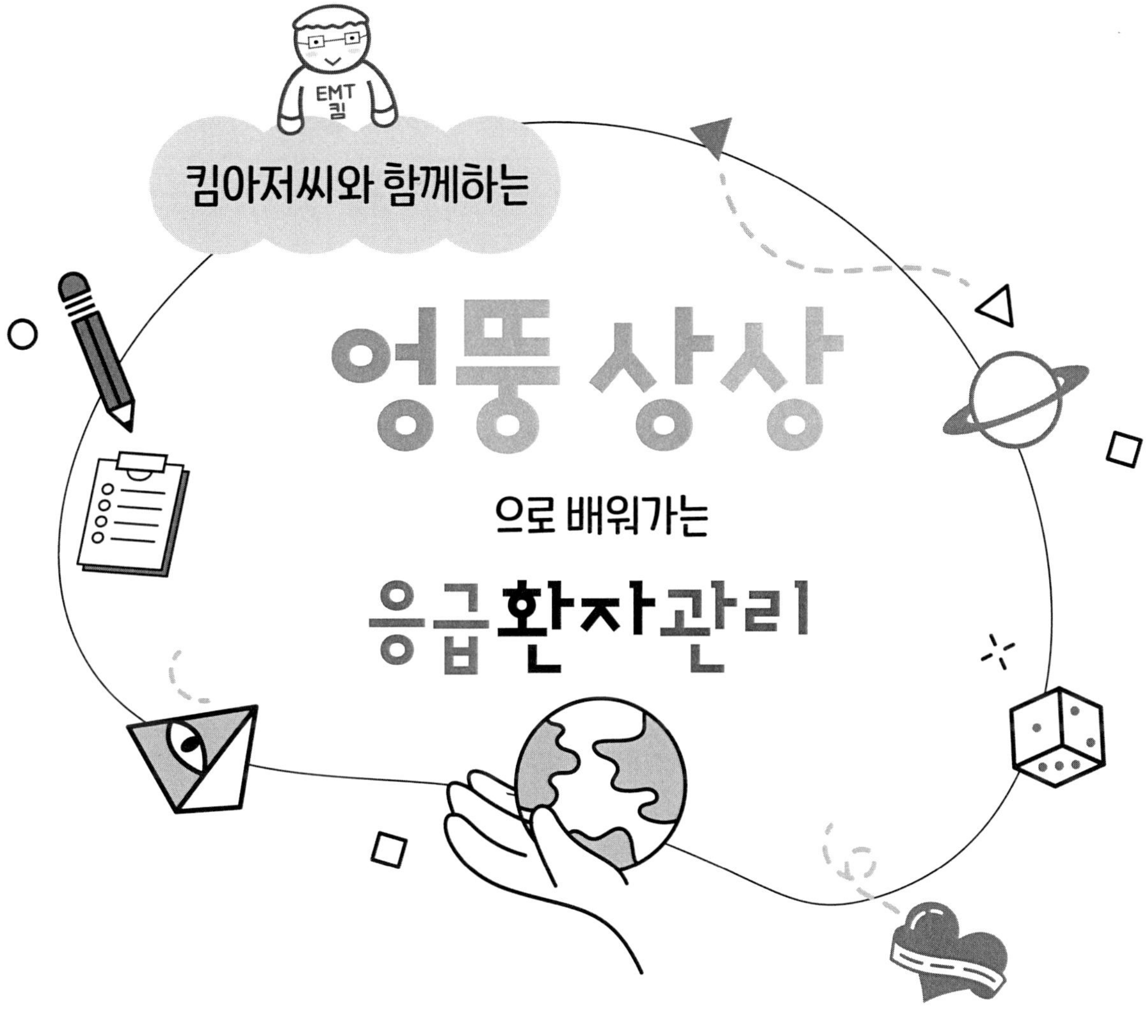

제 이름은(   )입니다.

킴 아저씨를 만나다.

안녕

친구들! 만나서 반가워

나는 킴 아저씨라고 해. 발음 잘해야 해~~

김 아저씨가 아니고 킴 아저씨야(나중에 물어볼 거야)

내 자랑을 조금하면

나는 응급으로 시작해서 응급에 죽고(?) 사는 폼생폼사, 생명지킴이

또 뭐가 있더라.

아무튼 나이는 올드하지만 멈추지 않고 공부하면서 계속 가고 있다는 거….

공부 소리가 나오니까 왜, 벌써부터 머리가 아파? 정신 차리라구!!!

이 책은 단순히 외우는 그런 책이 아닌 같이 생각하고 표현하며,

나누는 실습 도우미라구.

아마 이 책의 끝에 갈 때쯤이면

응급환자관리실습은 거의 마스터 되어 있을걸

걱정마. 그때까지 이 킴 아저씨가… 함께할 테니….

자 그럼 숨 한번 크게 쉬고….

같이 출발하자구.

<u>고고고</u>

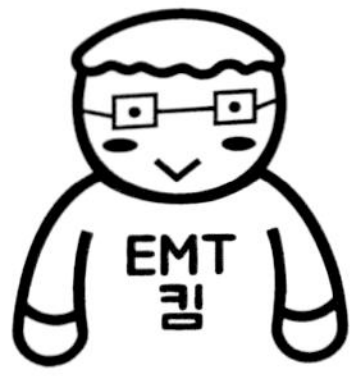

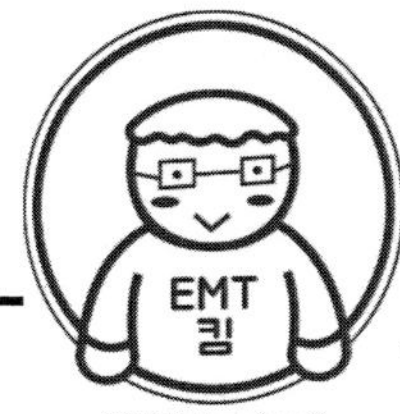

킴아저씨

킴 아저씨 소개

킴아저씨는 올드하지만 친근감이 있는 따뜻한 사람입니다.
웃고 있는 귀여운 이미지를 통해 세대간의
격차를 해소하고 소통하고자 합니다.
Emt킴 응급구조사 김을 다르게 표현한 것이며,
킴아저씨의 두줄은 레트로 느낌의 재해석을
나타냅니다.

교재활용법

❶ 수업시작전 실습을 위한 영상을(필요시) 본다.

❷ 수업당일 준비된 재료를 활용하여 실기수업을 진행한다.

❸ 중요포인트 내용들을 스스로 적어본다(적어보기란)

❹ 이론 교재와 연결되어 있는 중요내용들을 다시한번 듣고 이해하도록 한다.

들어가기

여러분들께서는 응급구조사가 되기 위한 첫발을 내딛으셨습니다.
응급에 관심이 있어서
응급구조사가 멋있어서
멋진 119소방구급대원이 되기 위해서
저마다의 이유와 모습으로
이 자리에 오게 되었습니다.
중요한 것은 그 어떤 이유보다도
여러분들께서 바로 이 자리에 계시다는 겁니다.
이제 여러분들은 "엉뚱상상으로" 실습들을 하나, 둘씩 해보면서
창의력을 키워나갈 것입니다.
이 책에서는 응급환자관리학에서 배우게 되는 이론적 지식들을
일상 안에서 재미있게 적용해 볼 수 있도록 엮어놓은 내용들입니다.
응급현장에서 정답은 없습니다.
여러분들이 배우게 되는 술기적 기본내용을 바탕으로
능력을 향상시키고, 적용할 수 있도록 하는 것이
최고의 방법입니다.

최고보다는 최선을 다하십시오.
어느 순간 여러분들은 최고가 되어있을 겁니다.
여러분들을 믿으십시오.
여러분들은 무한한 능력을 가지고 있습니다.
준비되셨나요?
출발합니다.

저자 김수태

목차

이런 생각에서 시작하며, 설계합니다

1 왜 시작했을까요?

응급환자관리학을 접하는 학생들에게 과목에 대한 관심과 흥미를 갖도록 하는 것이 필요합니다. 이 교재는 학생들이 자발적으로 수업에 참여하고 재미있게 과목을 배우며, 활동에 대한 관심과 흥미, 자신감을 가질 수 있도록 구성되었습니다. 또한, 비대면 수업에 대한 실습 과정을 가정에서도 우리 주변의 물건을 가지고 흥미롭게 실습을 유도하기 위한 목적으로 구성되었습니다.

2 창의적 생각으로 배우는 응급환자 관리학 수업은 어떤 방식으로 진행하나요?

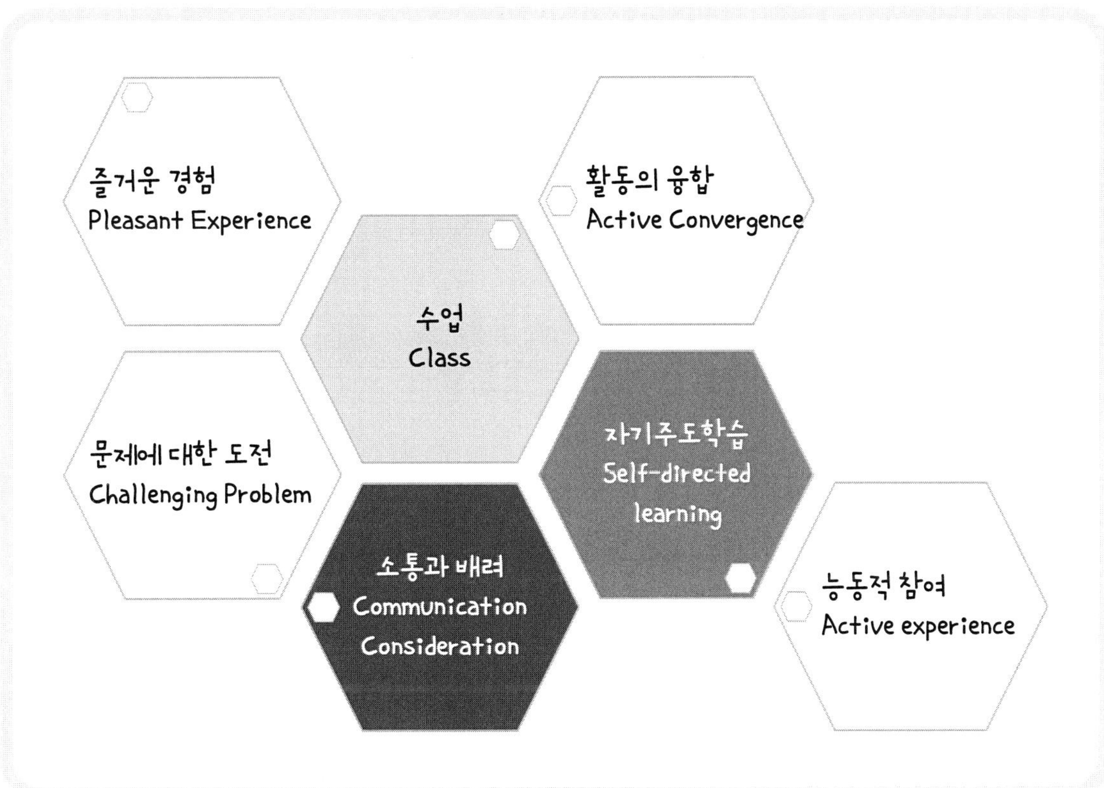

3 책 이름이 무슨 의미인가요?

☞ 창의적 상상 : 잠재적인 상상력을 발산시키고 구체화하여 자신의 생각을 구상하고 제안하고 활동하는 과정을 의미합니다.

☞ 응급환자관리학 : 응급구조사가 되기 위한 학생들이 응급의료체계 내에서 응급환자관리를 수행하는데 필요한 지식과 술기를 기본적 및 전문적인 내용을 습득하는 것을 의미합니다.

이 책에서는 학교에서 사용하는 장비나 소모품 활용이 아닌 일상생활에서 즐겁고 행복한 동기를 유발하여 활동하는 놀이 학습이라고 의미를 정했습니다.

– 잠재되어 있는 상상력을 발휘하고 활동에 대한 자신의 생각을 구상하고 제한을 해봅니다.
– 다양한 생각을 모아 구체적인 계획과 실행을 해봅니다.
– 결과물을 활용하여 '창의적 인재'를 배출하는 목적을 해봅니다.

4 STEAM 준거 활용 계획

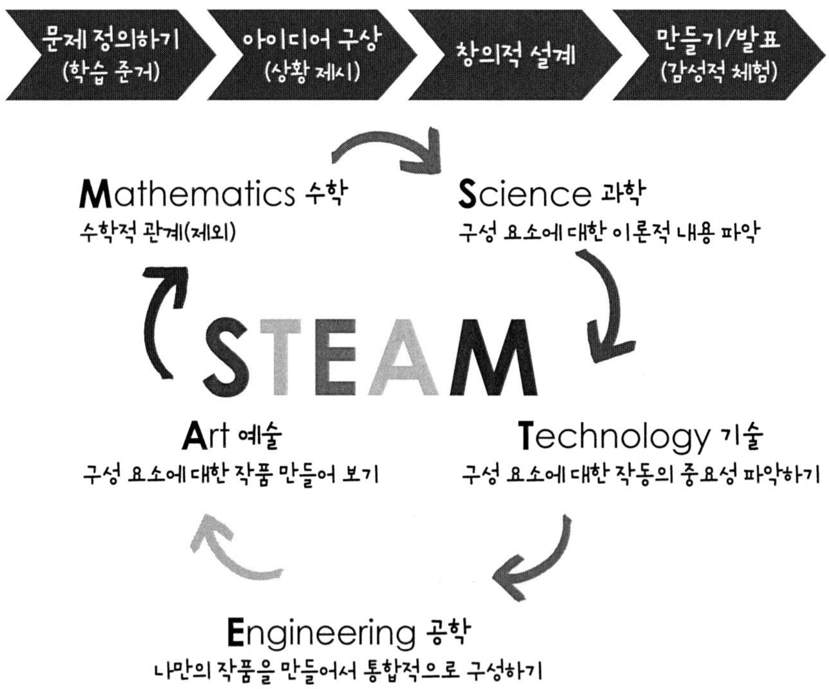

생각 열기

1 과연 나는 누구일까?

*창의적 상상 관리 실습을 진행하기에 앞서 여러분들의 캐릭터를 만들어보는 곳입니다.
여러분들의 실제 성격/특징/응급과 관련된 이름을 만들어 봅시다.

***뚝딱뚝딱 나만의 이모티콘 책 활용**

(예) 유튜브와 직업체험에서 알게된 **"응급구조사"**의 모습이 너무나 멋지고 자랑스러워 나 또한 멋진구조사가 되기 위해 주위사람의 반대에도 불구하고 응급구조학과에 진학하였습니다. 그런데, 평소 소심하고, 주의력이 떨어지는 나는 위험한 상황에 놓인 환자를 잘 처치할 수 있을까요?
너무나 고민이 많습니다.
그러나 잘 해낼 수 있을 거에요.
응급현장에서는 최고보다는 최선을 다하는 것이니까요.

(1) 현재의 내 모습은?

내가 알고 있는 나의 모습을 체크해 봐요.

내 머리모양은	□단발	□커트	□긴머리	□파마	□염색머리	□기타이고
내 얼굴모양은	□갸름	□둥그랗다	□네모이다	□기타(특이)이고		
내 눈은	□작다	□크다	□동그랗다	□찢어졌다	□기타(특이)이고	
내 코는	□오뚝하다	□매부리코	□화살코	□둥그랗다	□기타(특이)이고	
내 입은	□두툼하다	□얇다	□크다	□작다		

(2) 저의 성격과 특징은?

□활달하다 □소심하다 □내성적이다 □명랑하다

□화를 잘낸다 □조용하다 □잘 웃는다 □화를 잘낸다

□소리를 잘 지른다 □장난꾸러기다

(3) 제가 좋아하는 것들은요? (예) 119구급대원, 의학드라마

1.	6.
2.	7.
3.	8.
4.	9.
5.	10

여러분들의 모습을 완성해 볼까요?

➡ 저의 모습은 얼굴은 둥그랗고, 머리는 길며, 키는 제 또래들과 비슷합니다.
코는 오똑하고 눈은 작은 편입니다.
성격은 평상시에는 조용한 편인데 운동을 하거나 외부에서 활동을 할 때는 성격이 바뀐답니다. 내가 좋아하는 것들은....

한마디로 나를 표현하면...

나는 ( ) 입니다.

★ 내가 바라본 나의 모습은 이렇답니다 ☆

(모습을 그려보도록 해요)

MBTI 성격유형검사

수업용 워크시트 14- MBTI 성격유형검사 시행 및 해석

한국MBTI심리연구소(www.kmbti.co.kr)는 MBTI를 통해 개인의 성격과 행동을 이해하고, 이를 통해 개인의 성장과 발전을 지원하는 기관입니다.
MBTI 성격유형검사를 실시 후 나의 성격 유형 파악 및 진로를 탐색함으로써 나의 성격과 적성을 알아봅시다.

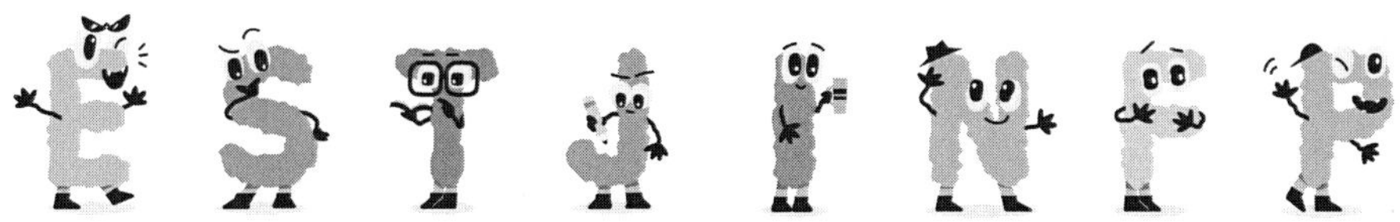

MBTI 성격유형검사 방법

한국MBTI심리연구소 (www.kmbti.co.kr) 사이트 → 무료MBTI 검사 실시 → 결과보기 클릭 → 나의 유형 관련 성격특징, 직업추천, 학교생활 가이드 등을 활용하여 나를파악해보기

MBTI 성격유형검사 결과 요약

나의 MBTI 유형별 추천 직업

나의 MBTI 유형별 학교생활 가이드

MBTI 16가지 성격 유형

ISTJ	ISFJ	INFJ	INTJ
조용하고, 신중하며, 철저함과 확실성으로 좋은 결과를 얻고자 한다. 해야 할 것을 논리적으로 결정하고, 흐트러짐 없이 꾸준히 해나간다.	조용하고, 다정하며, 세심하고, 성실하고, 책임감이 강하다. 철저하고, 노고를 아끼지 않으며, 사려깊고, 정확하다.	사람들의 동기를 이해하기 원하고, 다른 사람들에 대해 통찰력을 지니고 있다. 자신들의 확고한 가치를 양심적으로 수행한다.	독창적이고 창의적인 마인드를 지니고 있다. 사건의 패턴을 빨리 파악하여, 관련된 광범위한 설명과 더불어 앞으로의 전망을 제시한다.
ISTP	**ISFP**	**INFP**	**INTP**
문제의 현실적인 원인을 분석하고, 핵심을 구체적으로 파악하기 위해서 많은 양의 정보를 처리한다.	조용하고, 다정하며, 정서에 민감하고, 친절하다. 현재의 순간을 즐기며, 주변에서 일어나는 일들을 즐긴다. 자신의 가치를 중요시 여기며, 의미 있는 사람들에게 충실하며, 헌신적이다.	이상주의자이며, 자신에게 의미 있는 가치나 사람들에게 충성한다. 자신의 가치와 조화를 이룰 수 있는 외부 세계를 원한다.	조용하고, 보유적이며, 유연성 있고, 적응력이 있다. 관심분야에 있어서 문제해결에 깊이 집중하는 모습을 보인다.
ESTP	**ESFP**	**ENFP**	**ENTP**
상황에 유연하며, 즉각적인 결과에 초점이 맞춰진 현실적인 접근을 선호한다. 감각적인 편안함과 스타일을 즐긴다.	타인들과의 상호작용과 물질적인 편안함을 추구한다. 융통성이 있고, 자발적이며, 새로운 사람들과 환경에 빨리 적응한다.	세상을 가능성이 풍부한 곳으로 바라본다. 사건과 정보를 잘 연관 지으며, 자신만의 패턴을 기반으로 자신감 있게 일을 진행시킨다.	새롭고 도전적인 문제를 해결하는데 흥미를 느낀다. 관심의 폭이 넓고, 한 가지 새로운 흥미는 또 다른 것으로 바뀌기 쉽다.
ESTJ	**ESFJ**	**ENFJ**	**ENTJ**
구체적이고, 현실적이며, 사실적이다. 프로젝트를 구조화하고, 사람들을 조직하며, 가능한 가장 효율적인 방법으로 결과를 얻는 것에 초점을 맞춘다.	사소한 일들도 성실하게 끝까지 해내며, 자신의 존재와 기여를 인정받기 원한다. 혼자보다 타인들과 함께 일하는 것을 좋아한다.	모든 사람들의 잠재성을 찾는 동시에, 그것들을 실현시킬 수 있도록 돕는다. 비전과 목표에 대해서 사람들을 동기화시키는 리더십을 발휘한다.	솔직하며, 결단력 있고, 타인들을 이끌고자 한다. 자신들의 지식을 확장하고자 하고, 또한 그것을 타인들에게 전달하는 것을 즐긴다.

2 응급 나 만들기

*잘하셨어요, 그런데 아직도 걱정이 먼저 앞서신다고요?
걱정안하셔도 되요. 응급이해의 시작은 "나" 자신을 알아가는 것에부터 시작이니까요.
응급구조사는 만들어져 있지 않아요. 만들어가는 것이랍니다.
그럼 이번에 여러분들이 되고픈 멋진 응급구조사의 모습을 만들어 볼까요?

(1) 여러분들이 생각하는 "응급"의 이미지를 적어볼까요? (20개 이상)

➡ 가운데 원을 그리고 응급이라는 숫자를 써 주세요. 그런 후 응급의 이미지를 적어볼까요?
(예) 심폐소생술, AED, 생명, 골든타임

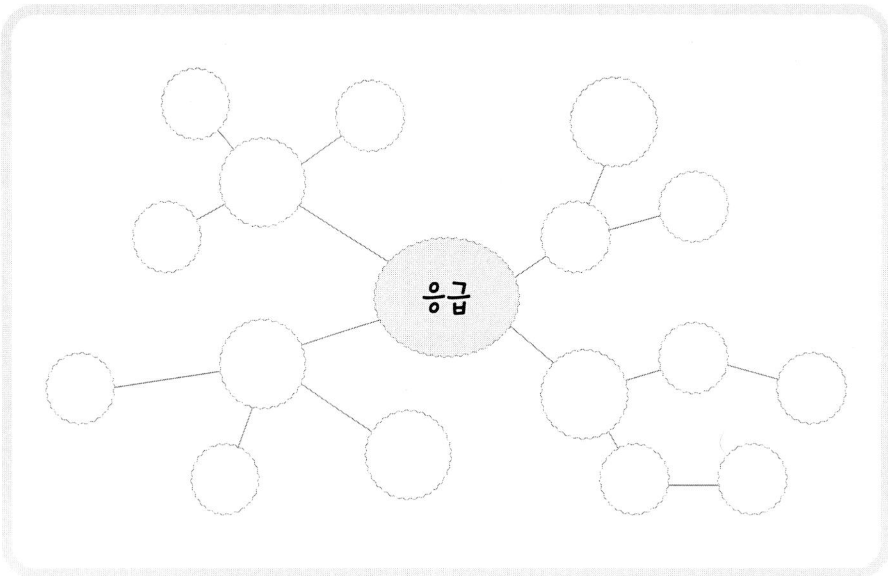

(2) 여러분들이 작성하신 단어 중에 여러분들이 만드실 이름과 연결되는 중요하다고 생각하는 단어 5개를 선택해보세요.

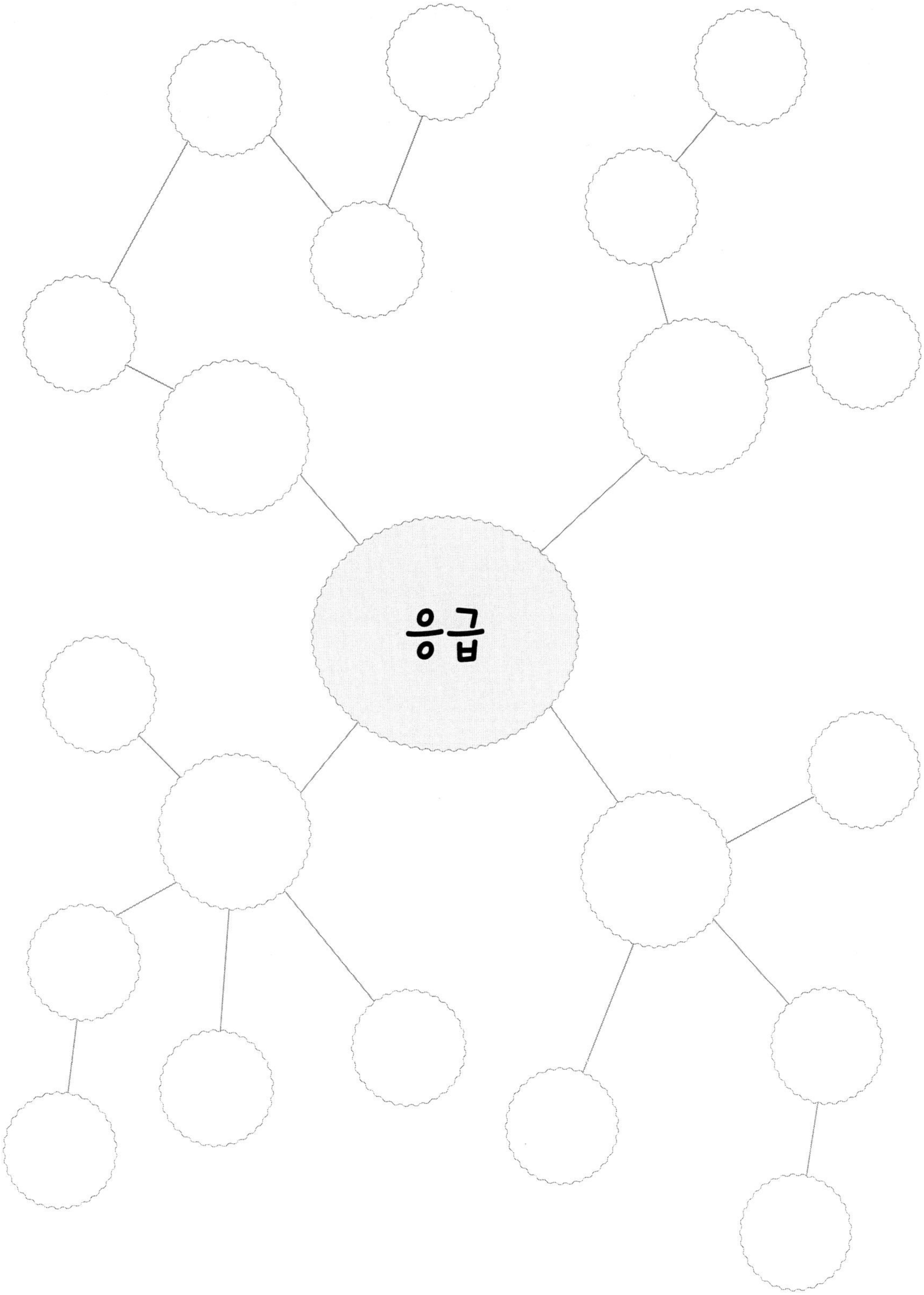
응급

(3) 중요하다고 생각하신 단어를 하트를 만들어 적어봅시다.

하트 만들기(심장살리미 1)

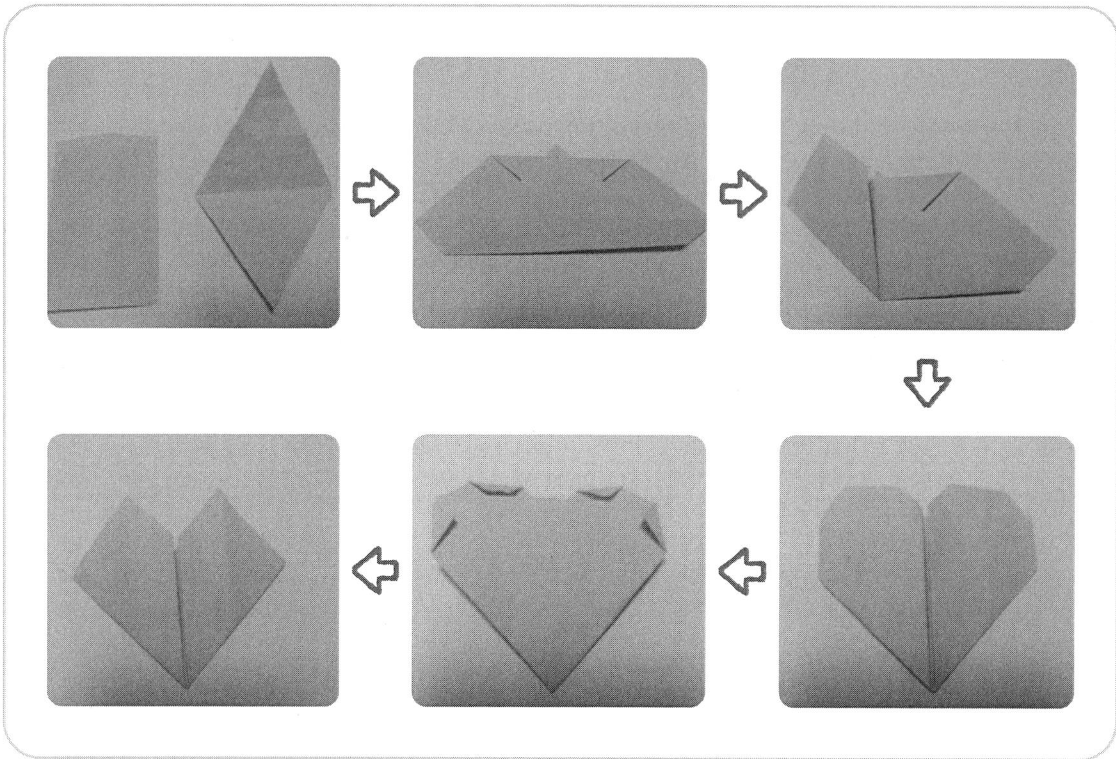

단어를 선택한 이유를 적어볼까요?

(4) 멋진 구급차에 탑승할 미래의 여러분들의 이름을 단어들(응급)과 연결해서 만들어볼 까요?

구급차 만들어 저금하기

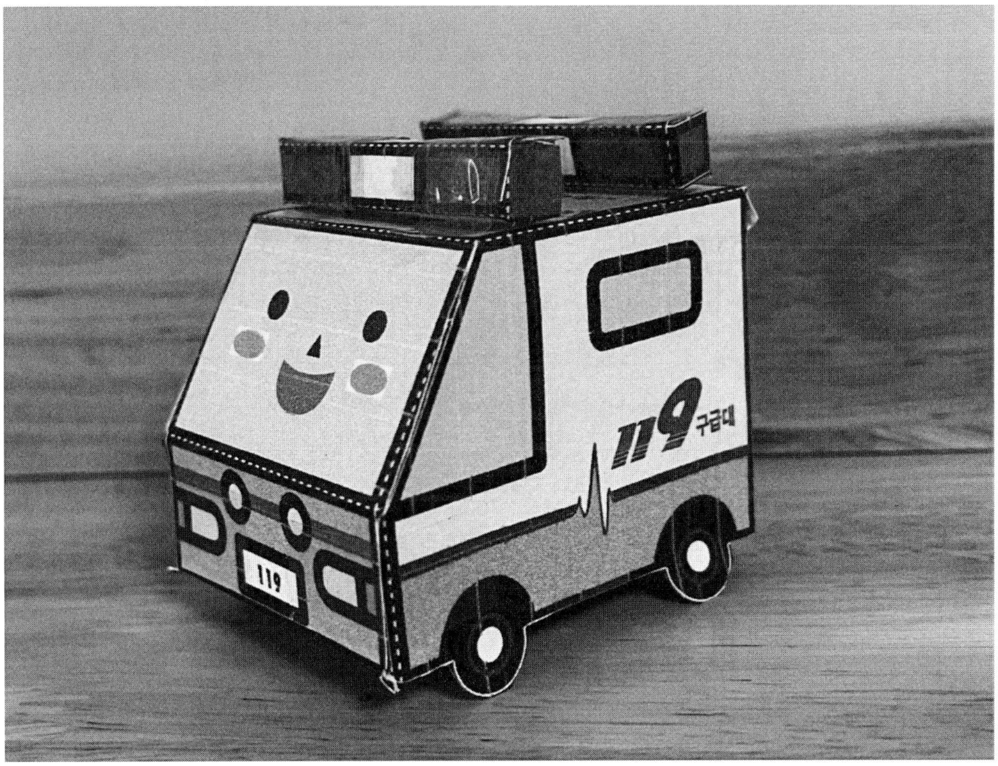

구급차 종이모형만들기

모든 주택에 주택용 소방시설 설치는 의무입니다.

※ 풀칠하는 면

자르는 선

접는 선

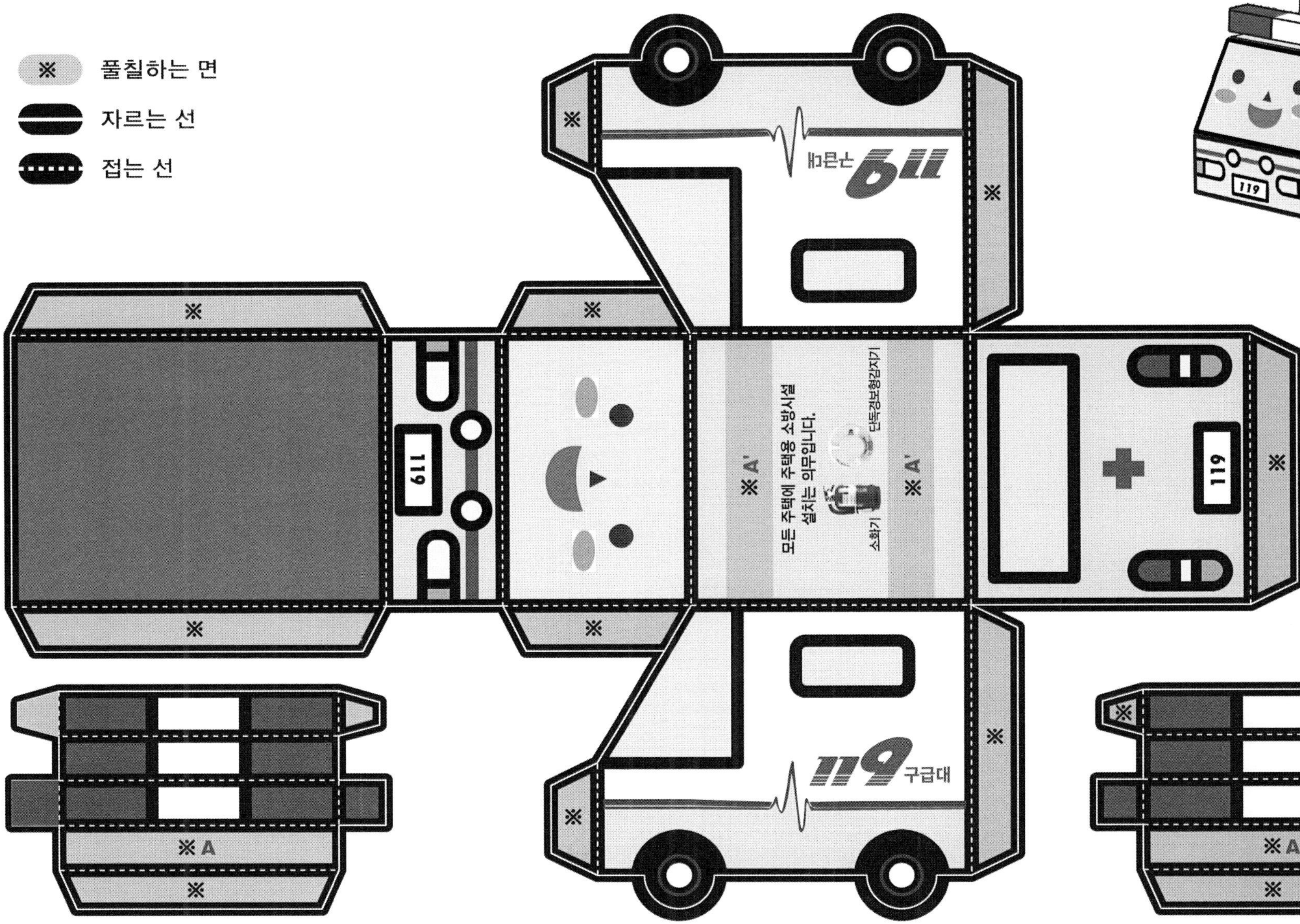

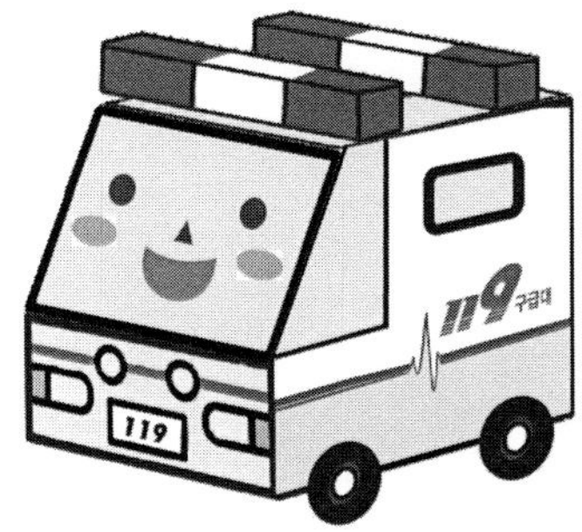

소방청

National Fire Agency 119

맨 뒷장으로 이동

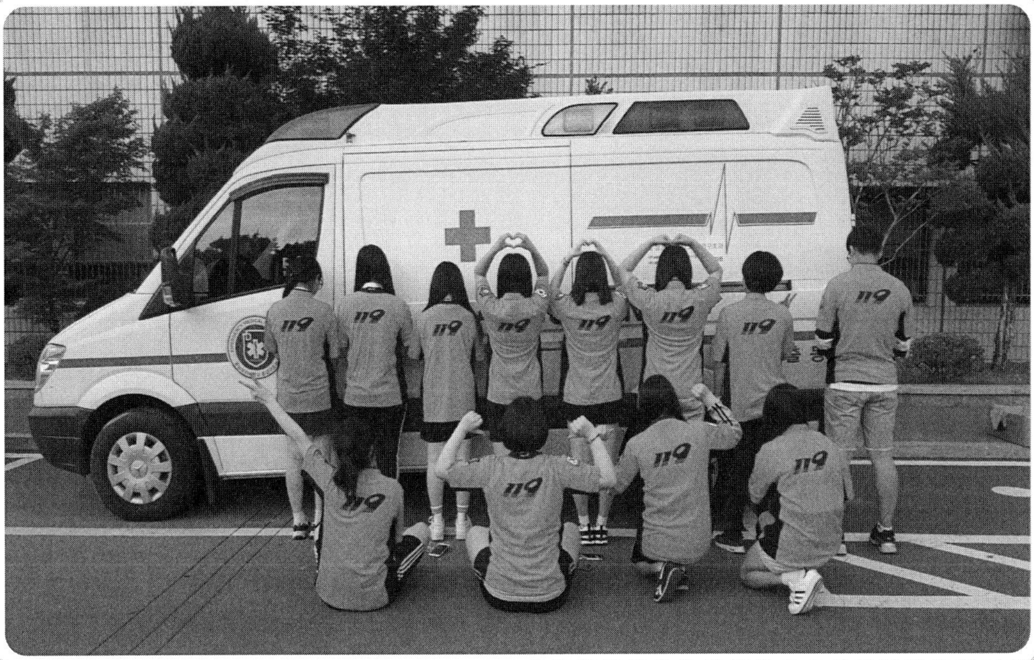

나는 (   ) 구급대원입니다.

나는 환자를 대할 때 (   ) 성격이고,

응급현장에서 (   )을 합니다.

나는사람을살리는멋진(   )응급구조사입니다.

응급구조사의 자격

응급의료에 관한 법률 제36조(응급구조사의 자격)

① 응급구조사는 업무의 범위에 따라 1급 응급구조사와 2급 응급구조사로 구분한다.

② 1급 응급구조사가 되려는 사람은 다음 각 호의 어느 하나에 해당하는 사람으로서 보건복지부장관이 실시하는 시험에 합격한 후 보건복지부장관의 자격인정을 받아야 한다.〈개정 2019. 12. 3.〉

1. 제36조의4제 1항에 따라 지정받은 대학 또는 전문대학에서 응급구조학을 전공하고 졸업한 사람
2. 보건복지부장관이 정하여 고시하는 기준에 해당하는 외국의 응급구조사 자격인정을 받은 사람
3. 2급 응급구조사로서 응급구조사의 업무에 3년 이상 종사한 사람

③ 2급 응급구조사가 되려는 사람은 다음 각 호의 어느 하나에 해당하는 사람으로서 보건복지부장관이 실시하는 시험에 합격한 후 보건복지부장관의 자격인정을 받아야 한다.〈개정 2019. 12. 3.〉

1. 제36조의4제2항에 따라 지정받은 양성기관에서 대통령령으로 정하는 양성과정을 마친 사람
2. 보건복지부장관이 정하여 고시하는 기준에 해당하는 외국의 응급구조사 자격인정을 받은 사람

④ 보건복지부장관은 제2항과 제3항에 따른 응급구조사시험의 실시에 관한 업무를 대통령령으로 정하는 바에 따라 「한국보건의료인국가시험원법」에 따른 한국보건의료인국가시험원에 위탁할 수 있다.〈개정 2015. 6. 22.〉

⑤ 1급 응급구조사 및 2급 응급구조사의 시험과목, 시험방법 및 자격인정에 관하여 필요한 사항은 보건복지부령으로 정한다.[전문개정 2011. 8. 4.][시행일: 2026. 1. 31.] 제36조제2항제1호, 제36조제3항제1호

응급구조사의 업무범위(제33조관련) '25.1.1 시행

1. 1급 응급구조사의 업무범위

가. 심폐소생술의 시행을 위한 기도유지(기도기(airway)의 삽입, 기도삽관(intubation), 후두마스크 삽관 등을 포함한다)

나. 정맥로의 확보

다. 인공호흡기를 이용한 호흡의 유지

라. 약물투여 : 저혈당성 혼수시 포도당의 주입, 흉통시 니트로글리세린의 혀아래(설하) 투여, 쇼크시 일정량의 수액투여, 천식발작시 기관지확장제 흡입

마. 심정지 시 에피네프린 투여

바. 아나필락시스 쇼크 시 자동주입펜을 이용한 에피네프린 투여

사. 정맥로의 확보 시 정맥혈 채혈

아. 심전도 측정 및 전송(의료기관 안에서는 응급실 내에 한함)
자. 응급 분만 시 탯줄 결찰 및 절단(현장 및 이송 중에 한하며, 지도의사의 실시간 영상의료지도 하에서 만 수행)
차. 제2호의 규정에 의한 2급 응급구조사의 업무

2. 2급 응급구조사의 업무범위

가. 구강내 이물질의 제거
나. 기도기(airway)를 이용한 기도유지
다. 기본 심폐소생술
라. 산소투여
마. 부목·척추고정기·공기 등을 이용한 사지 및 척추 등의 고정
바. 외부출혈의 지혈 및 창상의 응급처치
사. 심박·체온 및 혈압 등의 측정
아. 쇼크방지용 하의 등을 이용한 혈압의 유지
자. 자동심장충격기를 이용한 규칙적 심박동의 유도
차. 흉통시 니트로글리세린의 혀아래(설하) 투여 및 천식발작시 기관지확장제 흡입(환자가 해당약물을 휴대하고 있는 경우에 한함)

응급구조사 주요 근무처

소방청 소방 공무원 (119구급대)	해양경찰청 해양경찰공무원 (해양경찰구급대)	법무부 교정직 공무원
산림청(산림항공관리소), 국립공원공단	보건직 공무원 (보건복지부, 보건소 등)	의료기관
응급의료기관 (권역응급의료센터, 지역응급의료센터) 등	산업체 소방대 및 의무실 (LG, 삼성, 포스코)	국방부 (육, 해, 공군 의무분야 및 항공구조대, 군무원)
주한미군 부대 (Paramedic)	민간응급환자이송업	의료장비업체
국립중앙의료원· 중앙응급의료센터	대학 또는 대학교 응급구조(학)과 교수	관공서 (한국공항공사, 한국마사회, 발전소 등)

〈출처: 대한응급구조사협회〉

✎ 생명지킴이 하트팔찌/하트반지를 만들어 보도록해요!

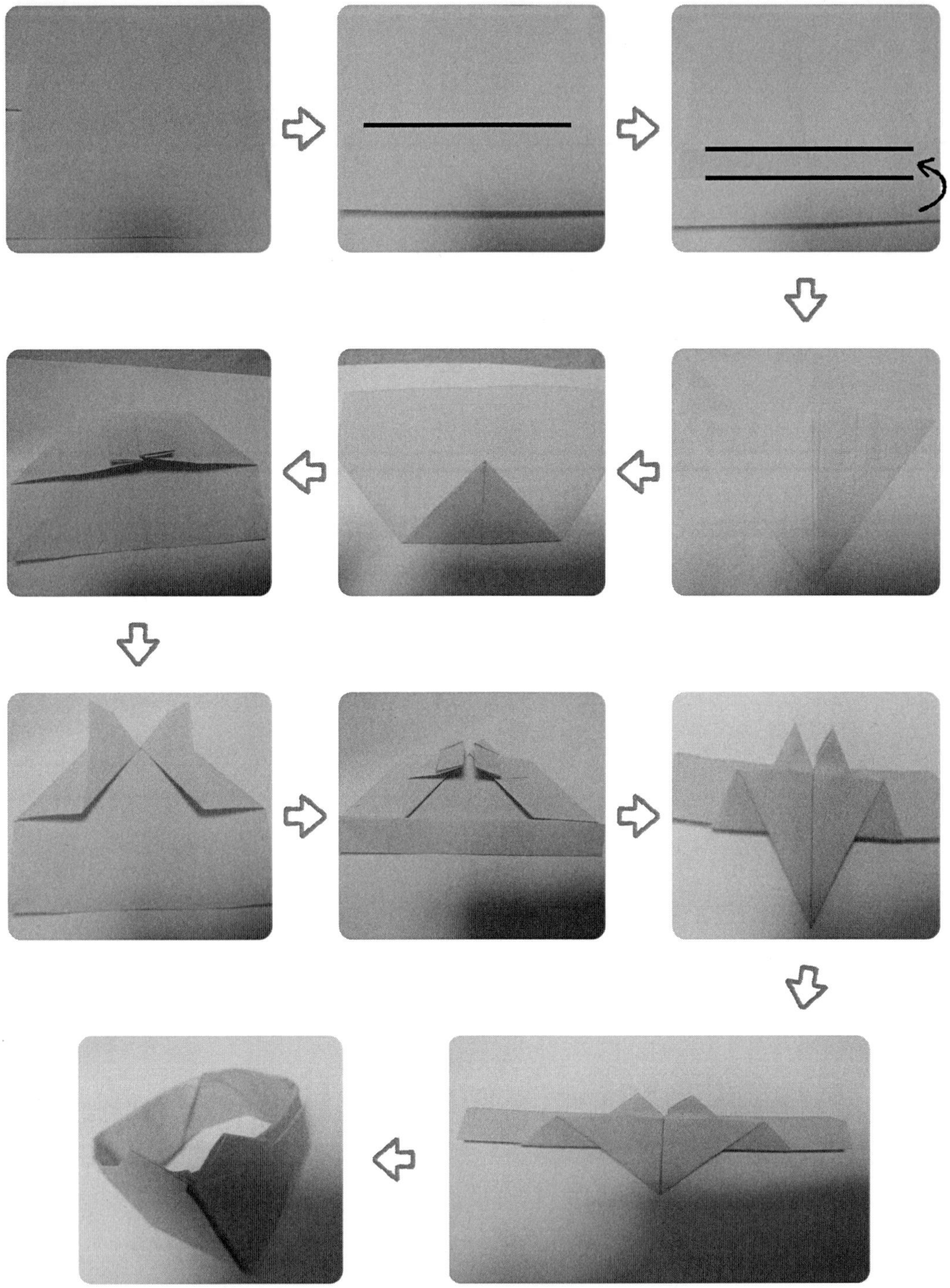

I 건강과 환경

주제 개요 및 목표

- 건강과 질병에 대해 이해하고, 설명하기
- 인간의 기본 욕구에 대해 이해하고 설명하기

학습 목표

다음과 같은 내용을 응급환자관리학 교과목 교재에서 학습할 수 있다.

1. 건강과 질병에 대하여 설명할 수 있다.
2. 건강증진에 대하여 설명할 수 있다.
3. 보건의료체계에 대하여 설명할 수 있다.
4. 인간의 기본 요구에 대하여 설명할 수 있다.
5. 가족과 지역사회에 대하여 설명할 수 있다.
6. 인간의 이해와 발달 단계에 대하여 설명할 수 있다.

STEAM 학습 준거

S 과학 ■	T 기술 ■	E 공학 ■	A 예술 ■	M 수학 □

먼저 알고 가요!

● 인생이란?

– 사전적 의미 : 사람이 세상에서 사는 것, 살아있는 것, 경험, 삶, 생애, 일생 등을 말한다. 개인이 가지고 있는 개념이나 철학을 바탕으로 세상을 마주하며 나아가는 갈림길 중 하나의 의미를 지닌다.

● 인생 그래프란?

– 자신이 살아온 인생을 되돌아보면서 그려본다.

– 그래프란 여러 가지 자료를 분석하여 그 변화를 한 눈에 볼 수 있도록 나타내는 직선 또는 곡선 형태로 나타낸다.

– 그래프를 그리기 위해 다음과 같은 내용을 정해본다.

✔ 나는 어떤 형태로 인생 그래프를 그릴 것인가?

✔ 나는 인생 그래프를 이루는 변수들은 무엇으로 설정할 것인가?

✔ 나는 어떤 것들을 그래프의 표본으로 이용할 것인가?

- ✔ 나는 어떤 지점을 변곡점으로 정할 것인가?

● 건강과 질병

- 건강(Health)
  - ✔ 세계보건기구(WHO)는 건강에 대한 정의를 "단순히 질병이 없는 상태가 아니라 신체적, 정신적 및 사회적으로 완전한 안녕(웰빙) 상태"라고 하였다.
  - ✔ 사회적 안녕(social well-being)이란 사회구성원으로서 각자의 기능과 역할을 충실히 수행하고 영위하는 상태를 의미한다.
  - ✔ 건강이란 단지 질병이 없는 상태라기보다는 환경 속에서 역동적으로 변화해 가는 연속적 과정임을 의미한다.
- 질병(Disease)
  - ✔ 생물학적 차원의 개념으로 병리학 또는 생리학적 관점에서 생체 내의 구조적, 기능적 변화가 의학적으로 정의될 수 있는 상태를 의미한다.
  - ✔ 질환(illness) : 개인적, 사회 · 심리적 차원의 개념으로 개인의 주관적인 경험을 통해 알게 되는 통증, 불편과 같은 건강하지 못한 상태(ill health)를 의미.

● 보건의료체계

- 한 국가에서 국민에게 예방, 치료, 재활서비스 등의 의료서비스를 제공하기 위한 종합적인 체계라고 할 수 있다.
- 보건의료체계의 목적은 국민의 건강을 향상시키는 것이지만 인구집단의 건강 수준은 개인의 특성, 물리적 · 사회적 환경 등 다양한 요소로부터 영향을 받기 때문에 건강 수준의 향상을 위한 활동을 모두 보건의료체계에 포함시키는 것은 아니다.

● 인간의 기본 요구

- 매슬로우(Maslow, 1970) : 인간은 태어나면서부터 기본적인 요구를 가지고 있고, 그것은 생존에 필수적인 것부터 인간의 무한한 잠재력을 개발하는데 필요한 것까지 고도의 추상적인 요구를 포함한다고 하였다.
- 매슬로우의 이론은 육체적 요구에서 사회적 요구를 거쳐 자아요구와 자아실현 요구 등 5단계로 체계화하였다.
  - ✔ 생리적 요구
  - ✔ 안전과 안정 요구
  - ✔ 사랑과 소속 요구
  - ✔ 자아존중 요구
  - ✔ 자아실현 요구

엉뚱 상상의 세계로!

활동 1 나의 인생그래프 그리기
- 준비물 : 펜, 인생그래프 양식

활동 2 나 만들기 1(명함 만들기)
- 준비물 : 펜, 명함지

활동 3 나 만들기 2(열쇠고리 만들기 1)
- 준비물 : 열쇠고리, 색펜, 종이, 가위

활동 4 나 만들기 3(열쇠고리 만들기 2)
- 준비물 : 모형 막대, 다양한 색실, 솜, 색펜, 가위, 고리

활동 5 나 만들기 4(키링 만들기)
- 준비물 :

활동 6 나 만들기 5(그립 톡 또는 배지 만들기)
- 준비물 : 그립 톡 또는 배지, 색펜, 스티커용지

활동 7 나 만들기 6(병뚜껑으로 이름 만들기)
- 준비물 : 음료 뚜껑(쌍화탕 또는 비타민 병뚜껑), 니퍼, 집게, 장갑

활동 8 나 만들기 7(빵끈으로 이름/모양 만들어보기)
- 준비물 : 빵끈

활동 9 네 잎 클로버 소망카드 만들기 / 하트만들기
- 준비물 : 색지, 색종이, 펜

자유롭게 정리해 봅시다.

* 중요 포인트 적어보기

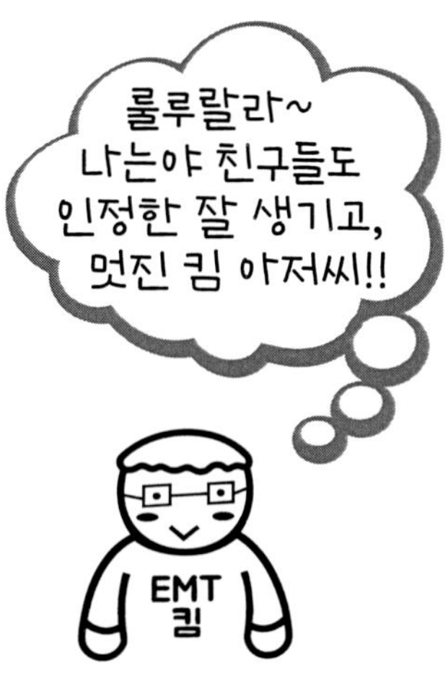

활동 1 나의 인생그래프 그리기

준비물 펜, 인생그래프 양식

(1) 인생그래프와, 펜을 준비한다.

(2) 기뻤던 일, 기억에 남는 일, 슬펐던 일 등을 점으로 찍어 표시한다.

(3) 점들을 연결한다.

(4) 점들에 있었던 일들을 적어본다(5가지).

(5) 미래의 모습들을 적어본다(5가지).

(6) 이루고 싶은 것들을 적어본다.

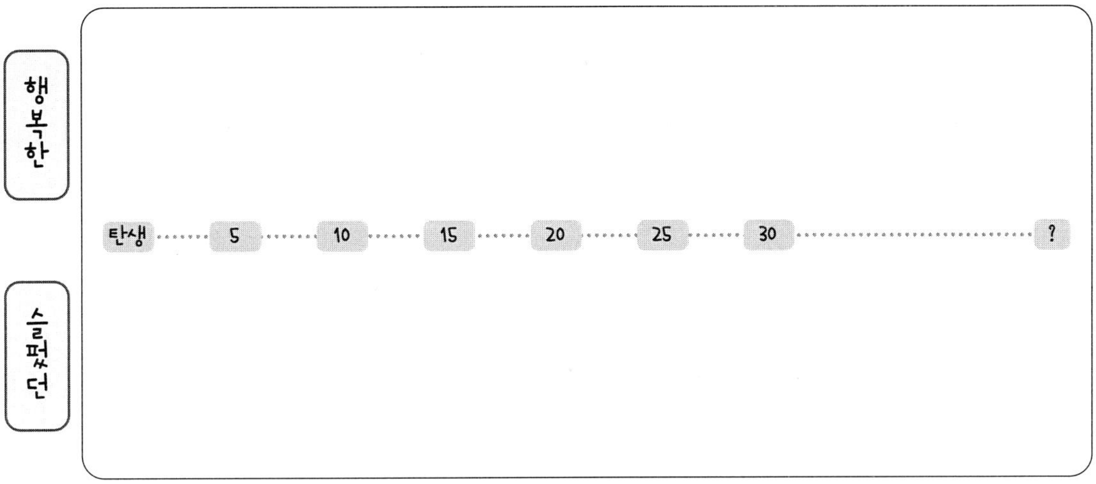

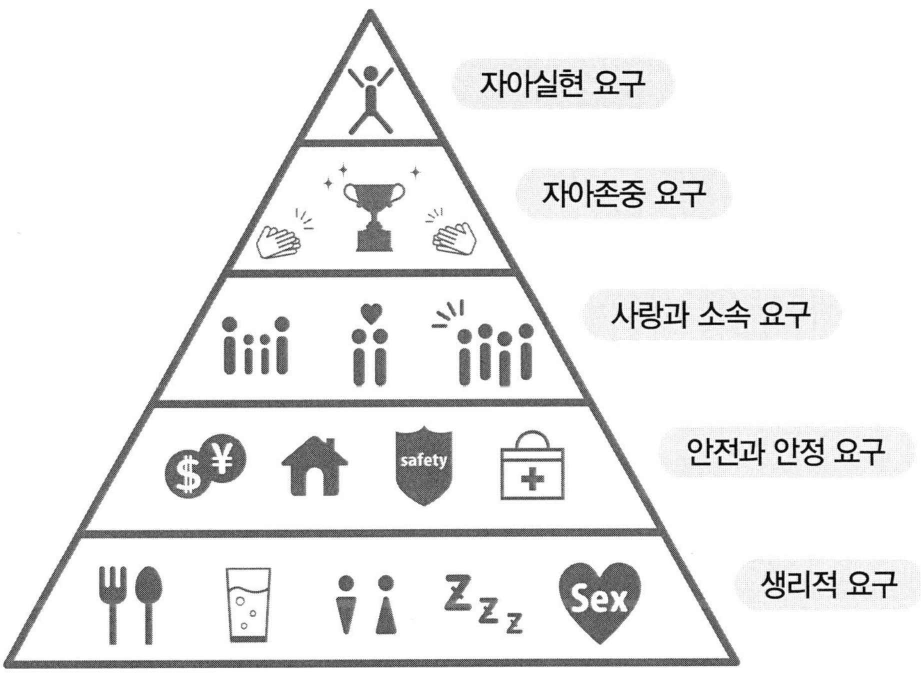

매슬로우의 인간 욕구 5단계(Maslow's hierarchy of needs)

나의 욕구 5단계는?

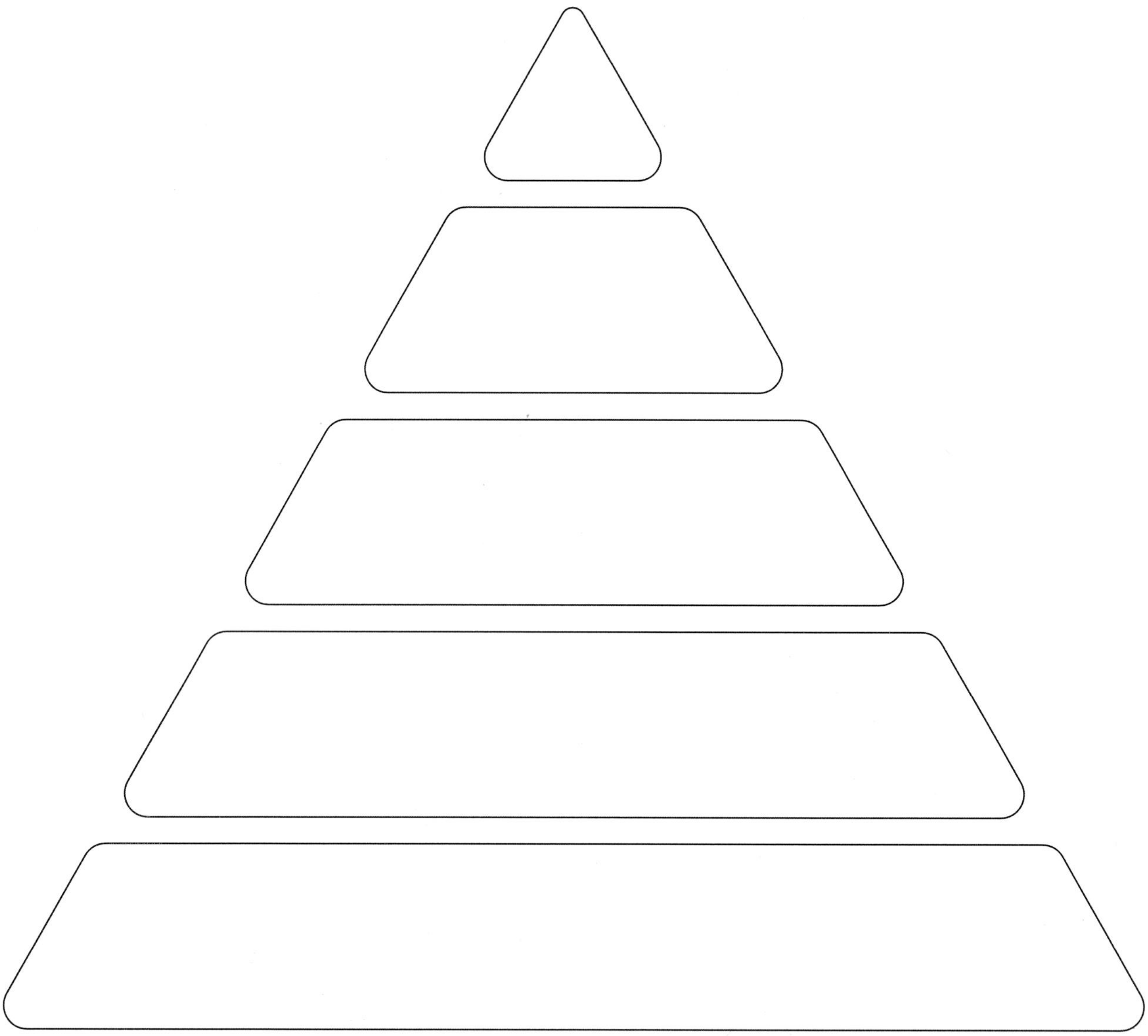

나의 인생그래프 (이름 :   )

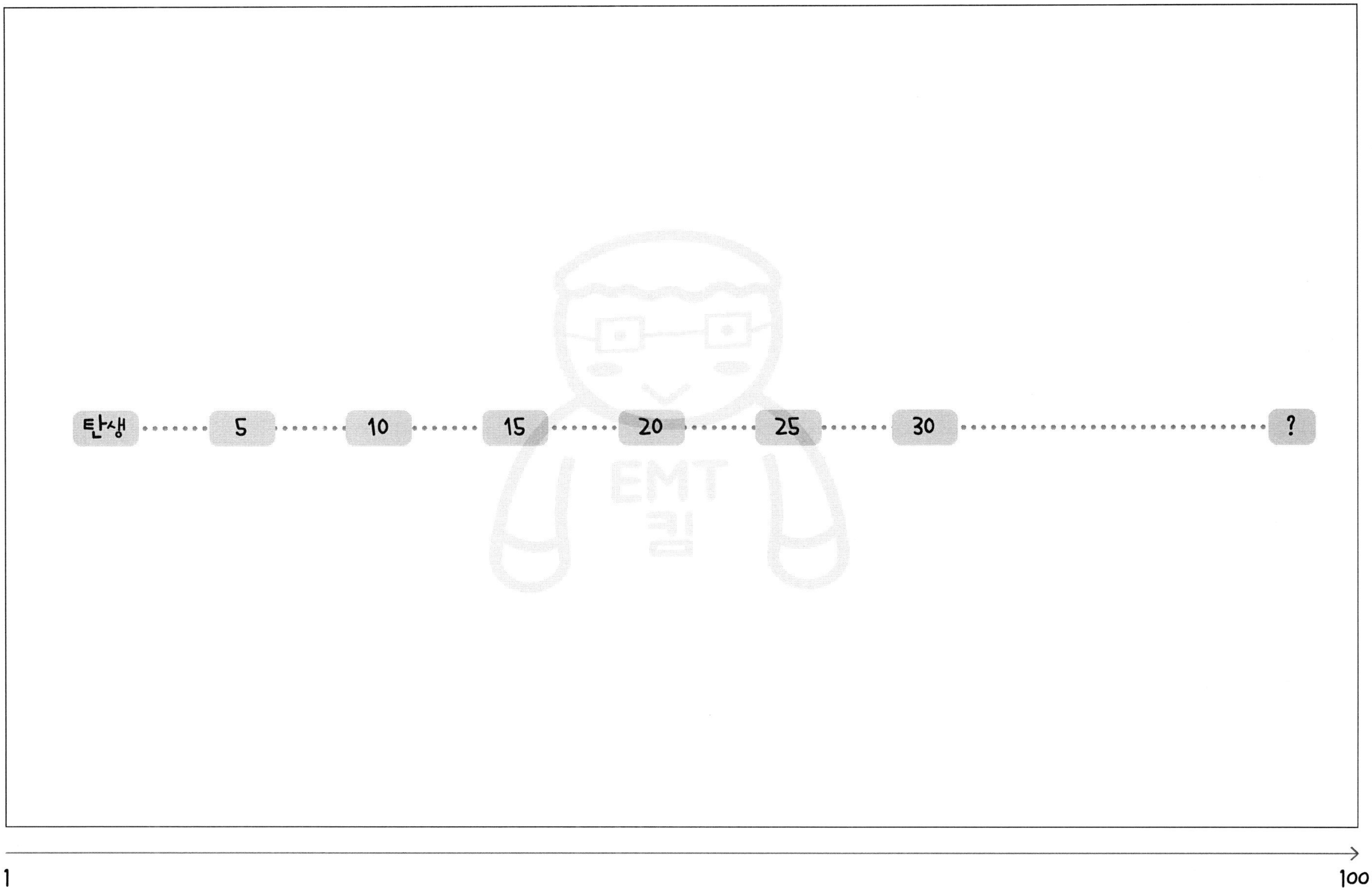

활동 2 나 만들기 1(명함 만들기)

준비물 펜, 명함지

(1) 명함지와 펜을 준비한다.

(2) 명함지에 자기만의 이름과 그림들을 만들어본다.

(3) 명함지에 자기만의 가치관, 담고 싶은 의미를 작성해 본다.

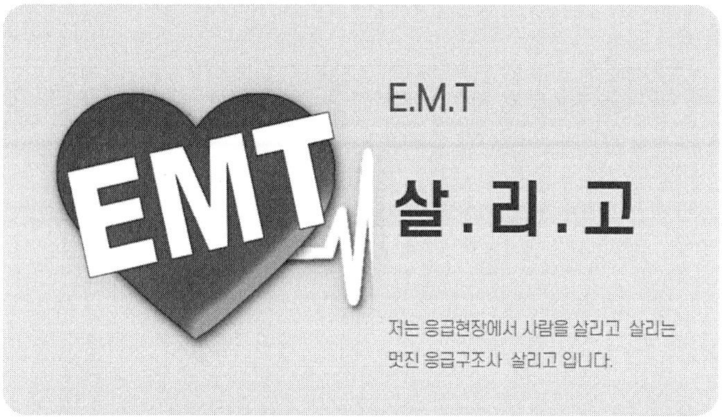
EMT
E.M.T
살.리.고
저는 응급현장에서 사람을 살리고 살리는
멋진 응급구조사 살리고 입니다.

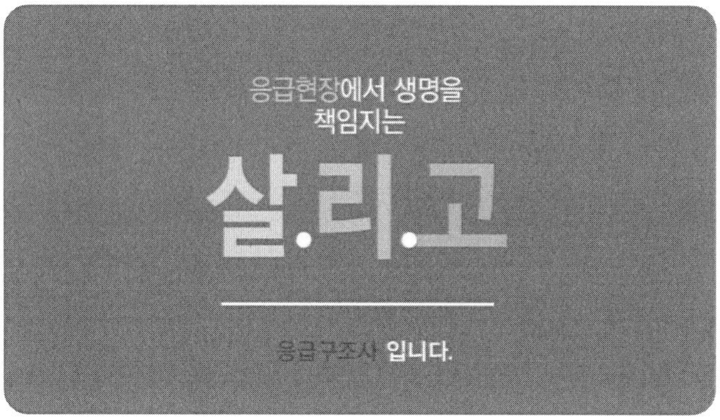
응급현장에서 생명을
책임지는
살.리.고
응급구조사 입니다.

이름:

활동 3 나 만들기 2(열쇠고리 만들기 1)

준비물 열쇠고리, 색펜, 종이, 가위

(1) 열쇠고리를 만들 재료를 준비한다.

(2) 색펜을 활용하여 나만의 얼굴(이미지)이나 이름 등을 적어본다.

(3) 완성된 열쇠고리를 가방에 달아보도록 한다.

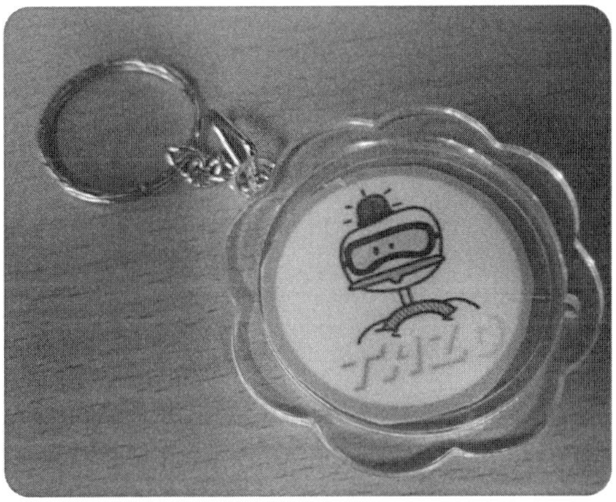

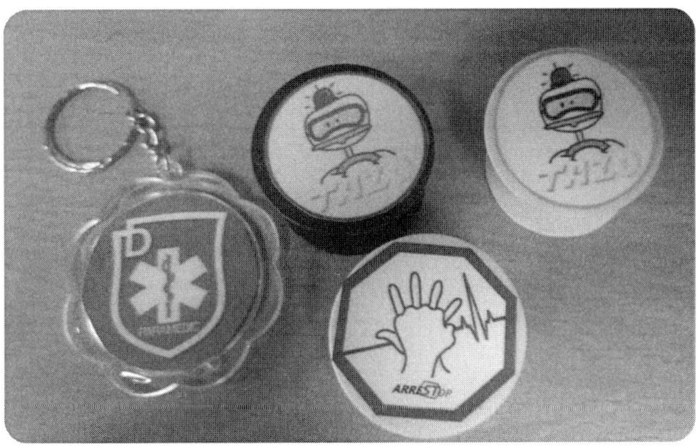

활동 4 나 만들기 3(열쇠고리 만들기 2)

준비물 모형 막대, 다양한 색실, 솜, 색펜, 가위, 고리

(1) 열쇠고리 만들 모형, 실, 솜, 색펜 등을 준비한다.

(2) 모형에 실과 솜 등을 활용하여 막대모형을 감는다.

(3) 색펜등을 활용하여 모양을 그려준다.

(4) 나만의 모형을 완성 후 고리를 걸어 열쇠고리를 완성한다.

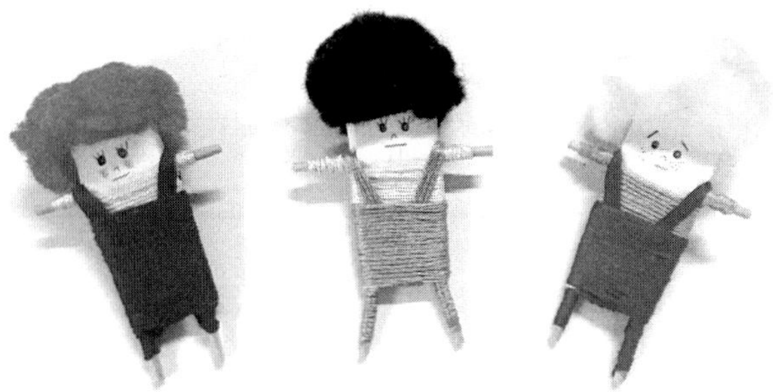

활동 5 나 만들기 4(키링 만들기)

준비물 종이, 펜, 고리, 뱃지

(1) 키링을 만들 재료를 준비한다 (종이, 펜, 고리, 뱃지)

(2) 나만의 키링 디자인을 그려본다

(3) 키링을 완성한다.

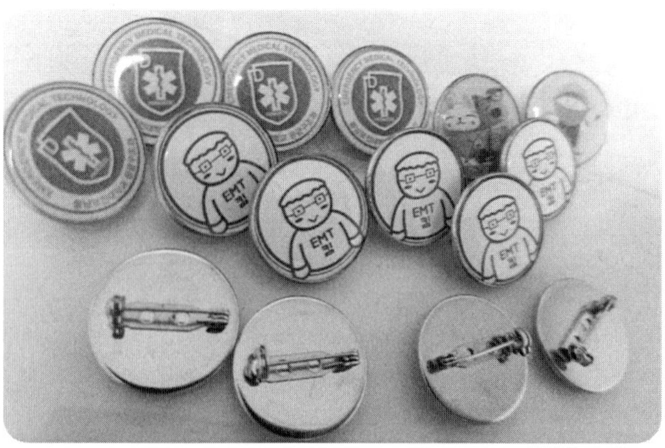

활동 6 나 만들기 5(그립 톡 또는 배지 만들기)

준비물 그립 톡 또는 배지, 색펜, 스티커용지

(1) 그립 톡 또는 배지 만들 재료를 준비한다.

(2) 색 펜을 활용하여 그립 톡 또는 배지에 나만의 얼굴(이미지)이나 이름 등을 적어본다.

(3) 그립 톡, 배지를 완성한다.

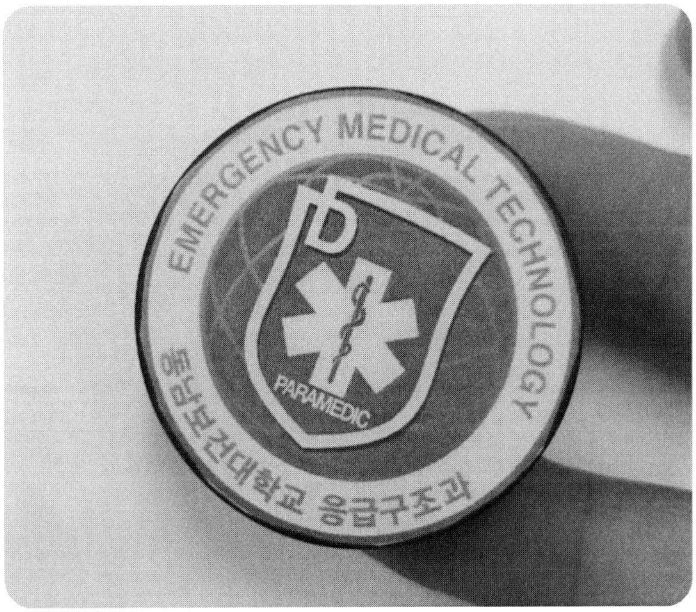

활동 7 나 만들기 6(병뚜껑으로 이름 만들기)

준비물 음료 뚜껑(쌍화탕 또는 비타민 병뚜껑), 니퍼, 집게, 장갑

(1) 만들기를 위한 물품을 준비한다.

(2) 필요시 장갑을 착용하고 니퍼 등을 활용하여 자신의 이름을 만들어본다.

(3) 이름을 완성한다.

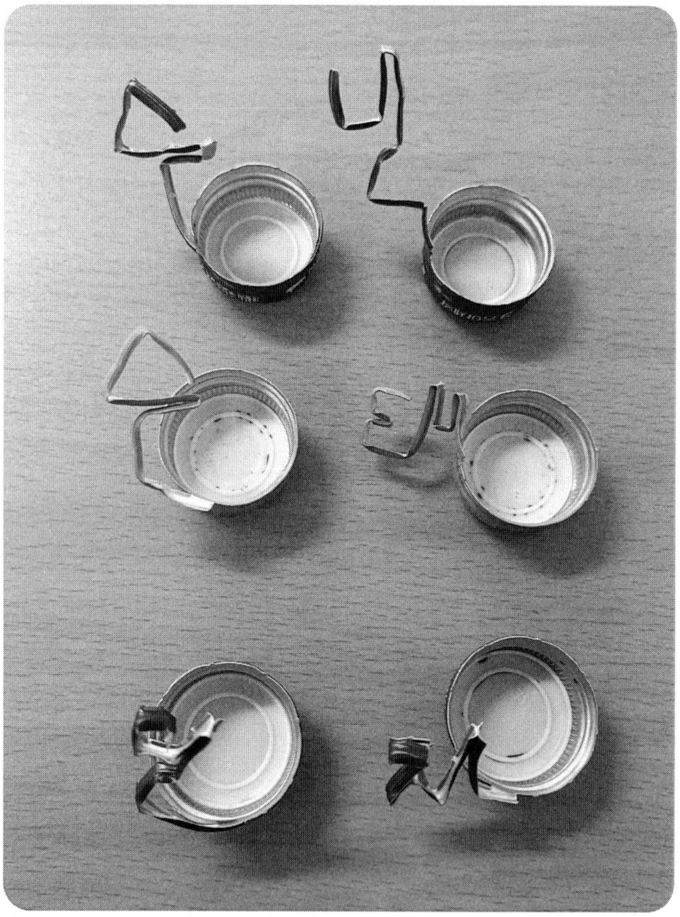

활동 8 나 만들기(빵끈으로 이름/모양 만들어보기)

준비물 빵끈

(1) 만들기를 위한 준비물(빵끈-금색, 은색)을 준비한다.

(2) 본인만의 이름/모양을 만들어 본다

(3) 완성된 표현의 의미를 공유해 본다.

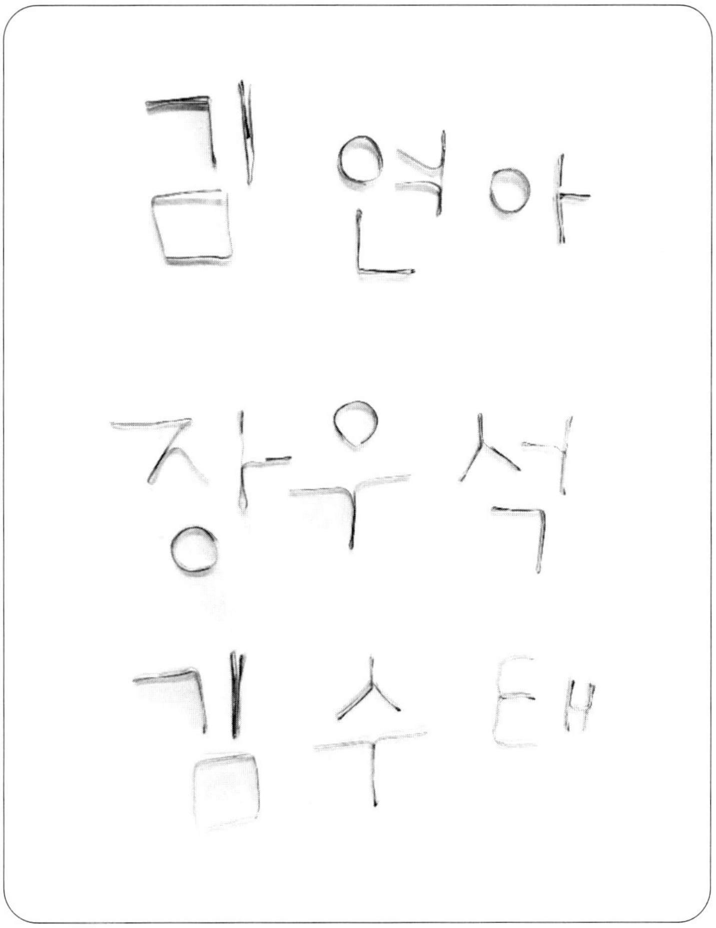

활동 9 네 잎 클로버 소망카드 만들기

준비물 색지, 색종이, 펜

(1) 색지 또는 색종이를 나누어 준다.

(2) 색종이에 자신의 소망들을 적어본다(총 4장)

(3) 하트를 만들어 본다.

(4) 하트를 연결하여 네 잎 클로버를 만든다.

(5) 소감을 말해보도록 한다.

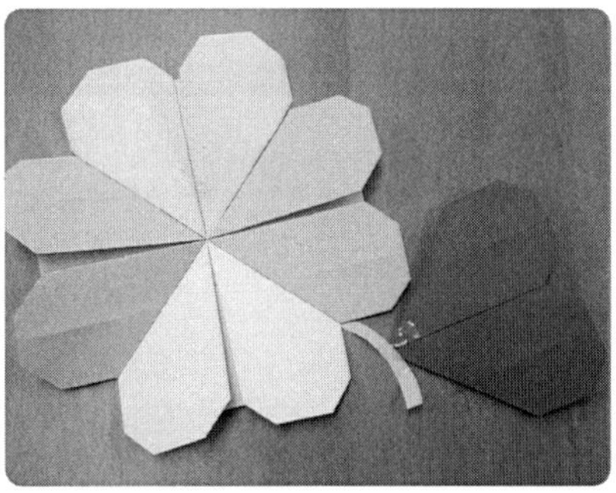
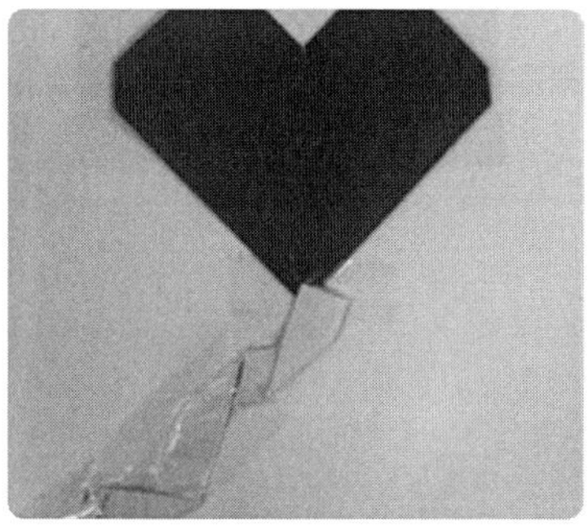
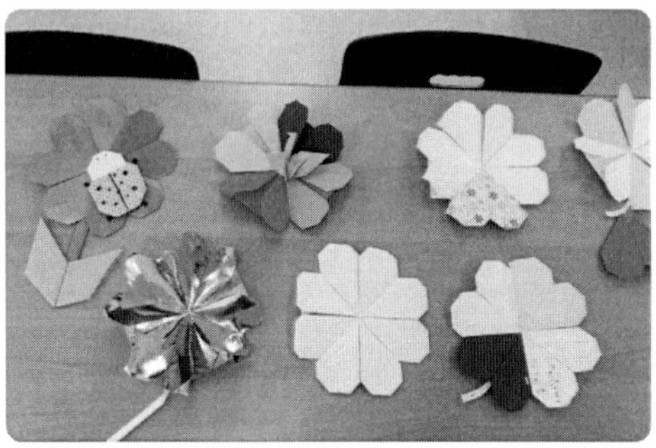
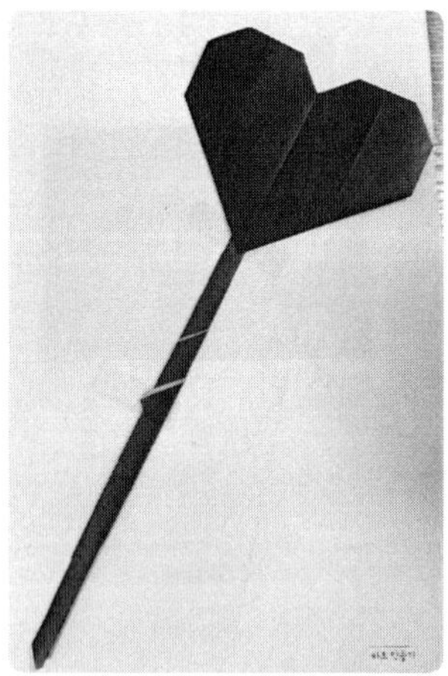

Ⅱ 감염 관리

주제 개요 및 목표
- 감염의 개념 이해하고 실습하기
- 무균술 개념 이해하고 실습하기
- 드레싱 목적 이해하고 실습하기

학습 목표
다음과 같은 내용을 응급환자관리학 교과목 교재에서 학습할 수 있다.

1. 감염의 개념 및 단계를 설명할 수 있다.
2. 감염회로의 개념과 각 요소를 설명할 수 있다.
3. 소독 및 멸균 개념을 정의할 수 있다.
4. 화학적 소독제의 종류별 장단점을 설명할 수 있다.
5. 물리적 소독법의 종류를 설명할 수 있다.
6. 드레싱의 목적을 설명할 수 있다.
7. 붕대법의 기본원칙, 종류 및 적용을 설명할 수 있다.

STEAM 학습 준거

S 과학 ■	T 기술 ■	E 공학 ■	A 예술 ■	M 수학 □

먼저 알고 가요!

- 감염이란?
  - 질병을 일으킬 수 있는 병원체(미생물)가 숙주에 침입하여, 병원체의 증식을 진행하는 과정을 말한다.
  - 증상이 없을 경우의 감염을 무증상 감염
  - 명백한 증상이 나타난 경우의 감염증은 질병

- 소독(disinfection) : 모든 병원성 미생물을 제거하는 것
- 멸균(sterilization) : 아포(spores)를 포함한 모든 미생물을 완전하게 제거하는 것
- 정균(bacteriostasis) : 제균이라고도 하며, 세균의 발육을 억제하는 것

- 화학적 소독방법
  - Ethylene oxide gas (E.O. gas) 멸균, 과산화수소가스 플라즈마 멸균, 과초산멸균(peracetic

acid)/소독, 글루타르알데히드(glutaraldehyde)/소독, 과산화수소수(hydrogen peroxide, H_2O_2), 요오드, 아이오도퍼(Iodine, Iodopher), 클로르헥시딘 글루코네이트(chlorhexidine gluconate), 알코올(ethanol)/이소프로필 알코올(isopropyl alcohol) 등

- **물리적 소독법**

– 자비법(boiling water)

– 증기소독법(free–flowing steam)

– 고압증기멸균법(steam under pressure : autoclave)

- **무균술이란?**

– 무균이란 질병을 일으키는 미생물이 없는 상태로 미생물의 전파 가능성을 감소시키기 위하는 것이다.

– 무균술은 미생물에 의한 오염을 막기 위한 의료환경에서 사용되는 감염예방방법으로 멸균 장갑 착용, 멸균 가운 착용, 마스크 착용 등이 있다.

  - 내과적 무균술 : 최대한 병원균의 수를 줄이고 전파를 방지할 목적으로 특정 병원성 미생물이 없는 상태를 조정 유지하는 기술.
  - 외과적 무균술 : 아포를 포함한 일반 미생물 및 병원미생물을 포함한 생명 있는 모든 유기체를 제거하는 것.

- **염증(inflammation)** : 손상에 대한 신체의 국소적인 방어반응이다.

– 염증은 조직손상의 범위를 국한시키고 손상세포를 제거하며 손상된 조직을 재생시키는 역할을 한다.

– 염증반응은 혈관기(vascular stage), 삼출기(exudative stage), 재생기(reparative stage)의 3단계로 일어난다.

- **드레싱** : 소독된 거즈를 수술 또는 상처 부위에 덮어 상처를 보호하는 것을 말한다.

- **붕대법** : 거즈 또는 다른 재료로 어떤 부분을 싸매거나 묶거나 또는 받치거나 하여 고정하는 것이다.

엉뚱 상상의 세계로!

활동 1 손 세정제 손 닦기
- 준비물 : 손 세정제

활동 2 장갑끼기/벗기(1) - 비닐장갑으로
- 준비물 : 손소독제, 비닐장갑

활동 3 장갑끼기/벗기(2) - 고무장갑으로
- 준비물 : 손소독제, 고무장갑

활동 4 장갑끼기/벗기(3) - 니트릴 장갑으로
- 준비물 : 손소독제, 니트릴 장갑

활동5 멸균장갑 만들어보기 - 니트릴 장갑 또는 비멸균 장갑으로
- 준비물 : 손소독제, 니트릴 장갑 또는 비멸균 장갑, A4, A3용지, 우편봉투, 펜

활동 6 멸균장갑 착용하기
- 준비물 : 손소독제, 멸균장갑

활동 7 멸균장갑 봉투 접기법을 활용하여 마스크 담을 봉투 만들기
- 준비물 : 손소독제, A3용지, A4용지, KF 마스크, 일반 마스크, 무지 봉투

활동 8 물병 무균법으로 연습하고 마셔보기
- 준비물 : 개봉 안된 물병, 컵, 대접

활동 9 멸균물품 개봉해 보기
- 준비물 : 손 세정제, 개봉할 포장 물품

활동 10 멸균법 활용하여 쌀과자 먹기
- 준비물 : 손세정제, 종이, 펜, 포장과자

활동 11 마스크 버리기(끈 묶기, 끈 잘라 말기)
- 준비물 : 손소독제, A3용지, 일반 마스크, KF 마스크, 무지 봉투

활동 12 라면끓이기로 무균술 따라 해보기 - 일반라면
- 준비물 : 라면, 집게, 계란, 부가재료들

활동 13 라면 끓이기로 무균술 따라 해보기 - 컵라면
- 준비물 : 컵라면, 젓가락, 뜨거운 물

활동 14 과자활용하여 무균법 연습하기
- 준비물 : 과자, 집게 또는 젓가락

활동 15 삼각건 보자기로 매듭법/접어보기

- 준비물 : 손 세정제, 삼각건 또는 보자기

활동 16 붕대감기(1인) - 2리터 물통 활용해서 붕대 감기

- 준비물 : 손 세정제, 붕대, 2리터 물통

활동 17 손 세정제 만들기

- 준비물 : 알코올, 글리세린, 정제수, 물약통

활동 18 구급상자 물품 작성해 보기 / 구급상자 만들기

- 준비물 : 구급상자 물품 리스트, 펜

활동 19 보물상자(구급상자) 이름 만들기

- 준비물 : 종이카드, 펜

활동 20 물병활용하여 반창고 붙이고 떼어내기

- 준비물 : 각종 테이프, 휴지 또는 물통, 가위, 거즈

활동 21 나는야 꼼꼼이

- 준비물 : A4용지, 테이프(면테이프, 종이테이프)

활동 22 밴드붙여주기

- 준비물 : 손소독제, 일회용밴드

활동 23 QR코드 활용하여 붕대법 따라하기

- 준비물 : 붕대, 테이프, 가위

활동 24 QR코드 활용하여 붕대사이즈익히기

- 준비물 : 붕대, 테이프, 가위

자유롭게 정리해 봅시다.

* 중요 포인트 적어보기

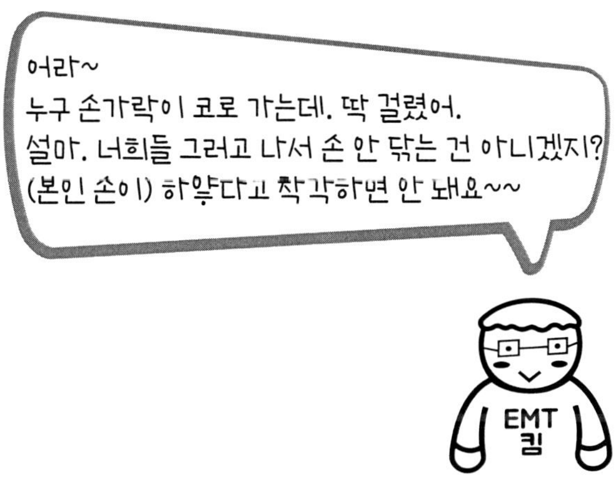

활동 1 손 세정제 손 닦기

준비물 손 세정제

(1) 손 세정제의 날짜, 상태를 확인한다.

(2) 손세정를 일정부분 손에 짠 후 손바닥, 손가락 사이를 깨끗이 닦는다.

(3) 손제정제가 마를 때까지 기다린다.

(4) 필요한 작업을 수행한다.

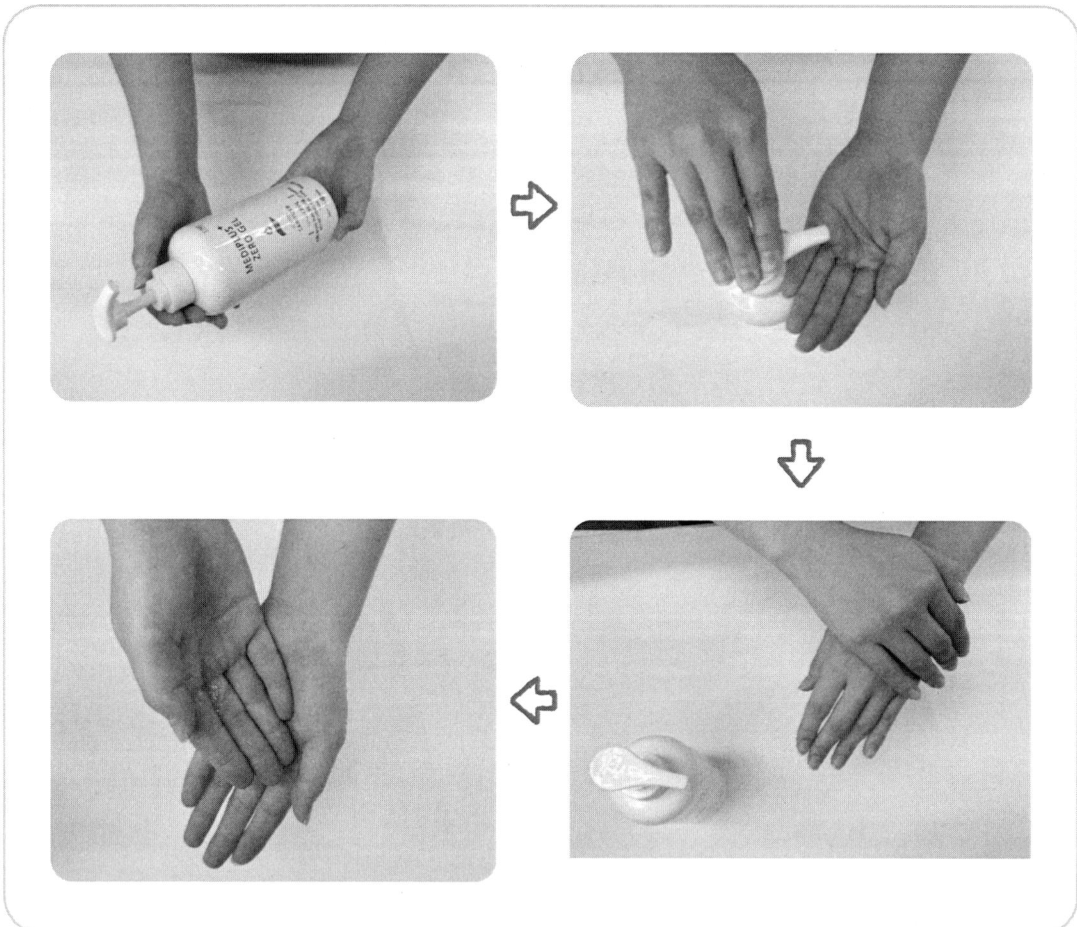

활동 2 장갑끼기/벗기(1)-비닐장갑으로

준비물 손소독제, 위생장갑

(1) 손소독제와 위생장갑을 준비한다. (2) 손을 닦는다.

(3) 위생장갑을 착용한다. (4) 위생장갑을 벗는다.

(5) 장갑을 벗은 방법 그대로 다시 한번 벗는다(손에 케첩/마요네즈 등 묻히기)

(6) 무균법의 중요성을 설명한다.

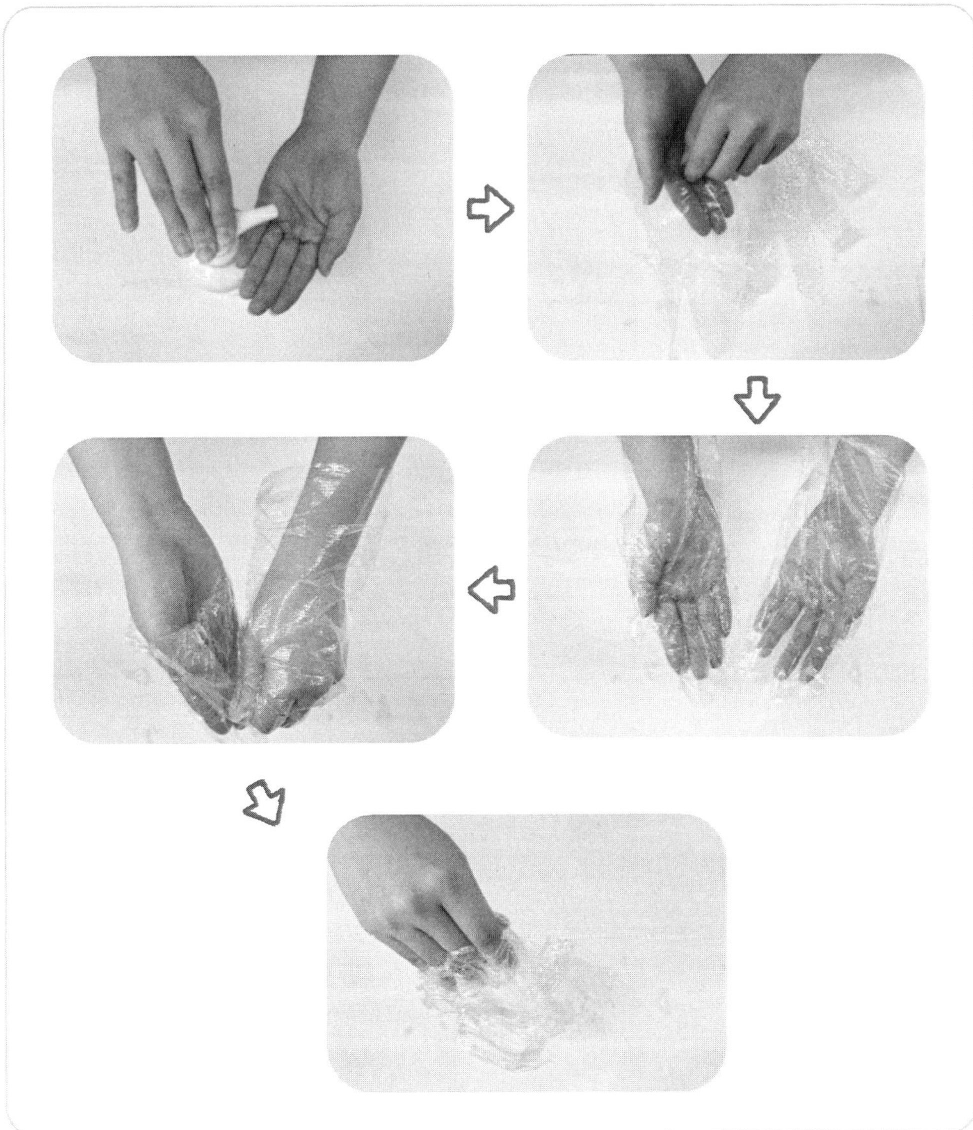

활동 3 장갑끼기/벗기(2) - 고무장갑으로

준비물 손소독제, 고무장갑

(1) 손소독제와 고무장갑을 준비한다.

(2) 고무장갑을 무균법의 방법으로 착용한다(설거지는 보너스로).

(3) 고무장갑을 무균법의 방법으로 벗어본다.

(4) 무균법의 중요성에 대해서 설명한다.

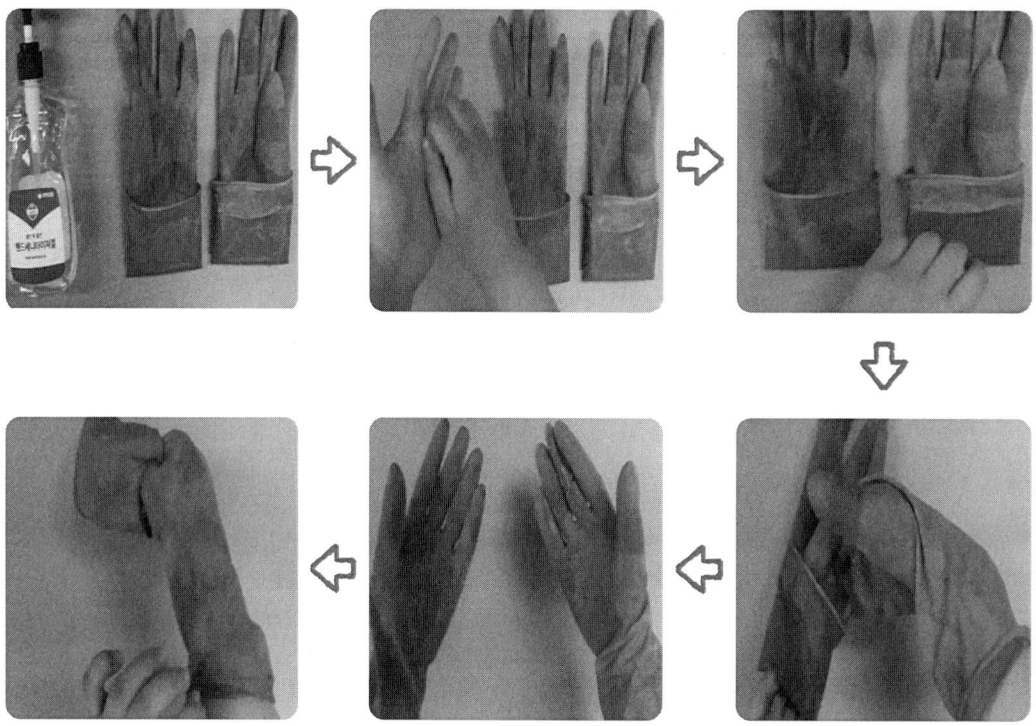

활동 4 장갑끼기/벗기(3) - 니트릴 장갑으로

준비물 손소독제, 니트릴장갑

(1) 손소독제와 니트릴장갑을 준비한다.

(2) 손을 닦는다.

(3) 니트릴장갑을 무균법으로 착용한다.

(4) 니트릴장갑을 벗는다.

(5) 무균법의 중요성을 설명한다.

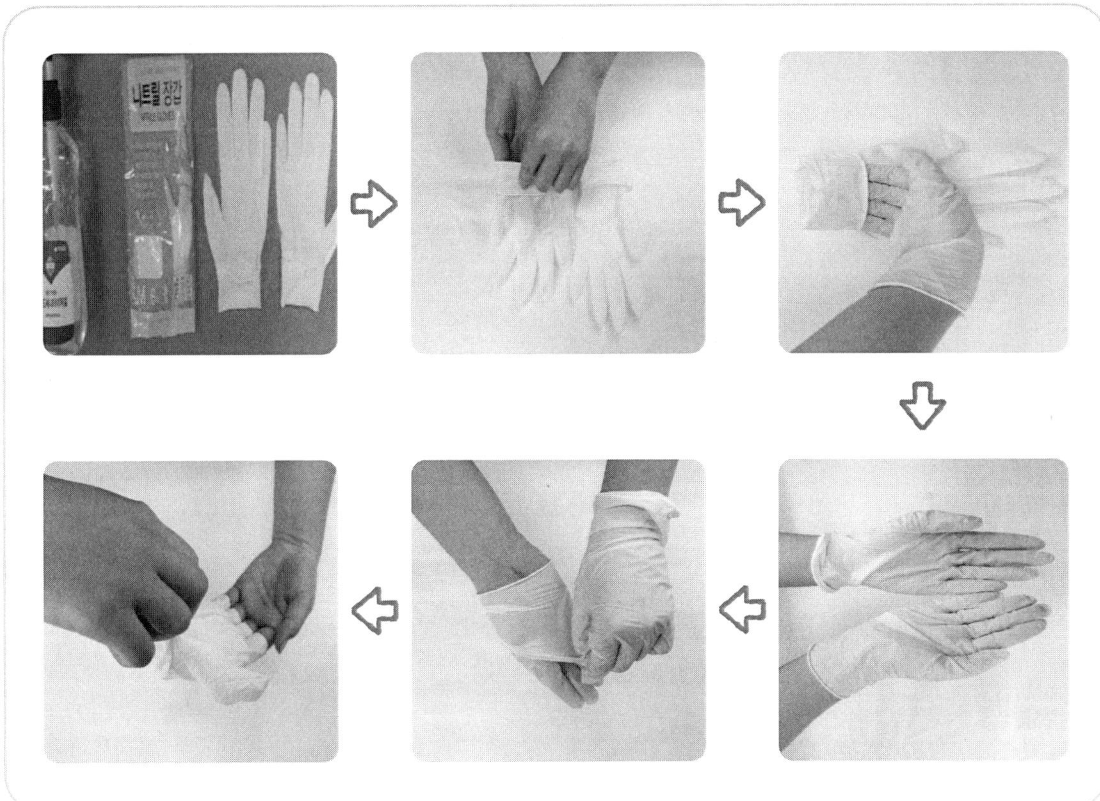

활동 5 멸균장갑 만들어보기-니트릴 장갑 또는 비멸균 장갑으로

준비물 손소독제, 니트릴 장갑 또는 비멸균 장갑, A4, A3용지, 우편봉투, 펜

멸균장갑 만들기

(1) 손소독제로 손을 닦는다.

(2) A4(2장) 또는 A3용지를 준비한다.

(3) 무지 우편봉투를 준비한다.

(4) 장갑을 담을 종이를 접는다.

(5) 사이즈, 좌우 등을 표시한다.

(6) 장갑을 접은 종이 안에 넣는다.

(7) 봉투에 사이즈와 제작일, 멸균유무 등을 적어본다.

(8) 만든 장갑을 활용하여 착용, 벗기를 연습해 본다

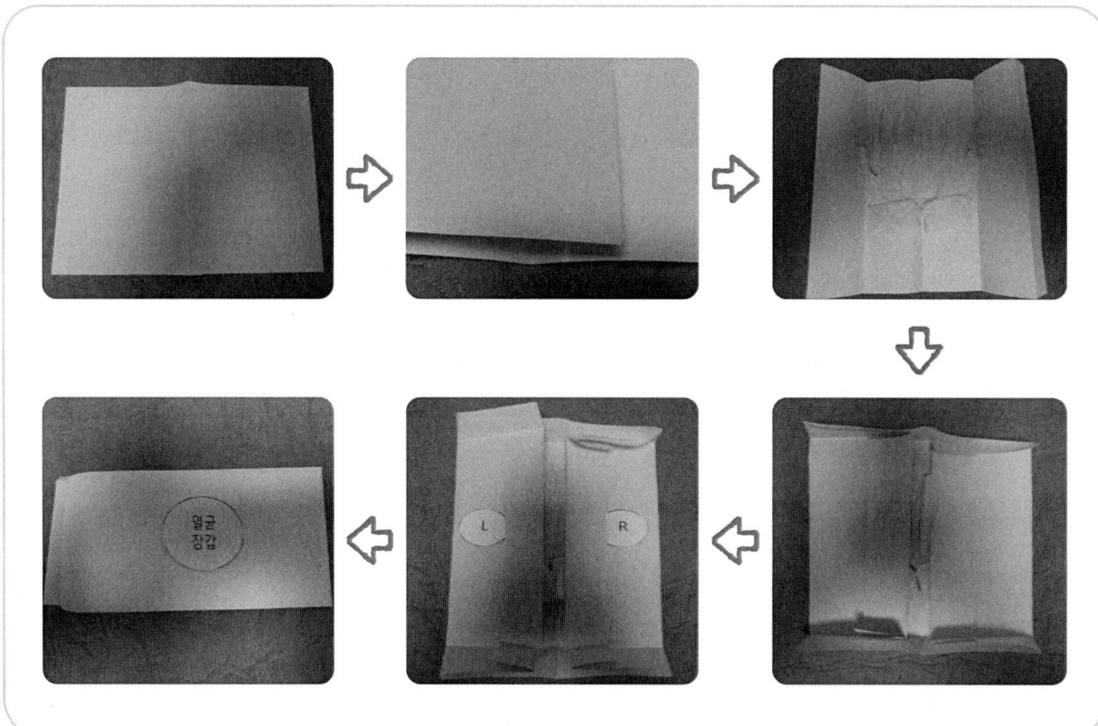

활동 6 멸균장갑 착용하기

준비물 손소독제, 멸균장갑

멸균장갑 착용하기

(1) 손소독제와 멸균장갑을 준비한다.

(2) 손을 닦는다.

(3) 멸균장갑의 개방유무, 날짜, 찢어짐을 확인한다.

(4) 이상이 없으면 무균법의 방법으로 착용한다.

(5) 장갑을 벗는다.

(6) 무균법의 중요성에 대해서 설명한다.

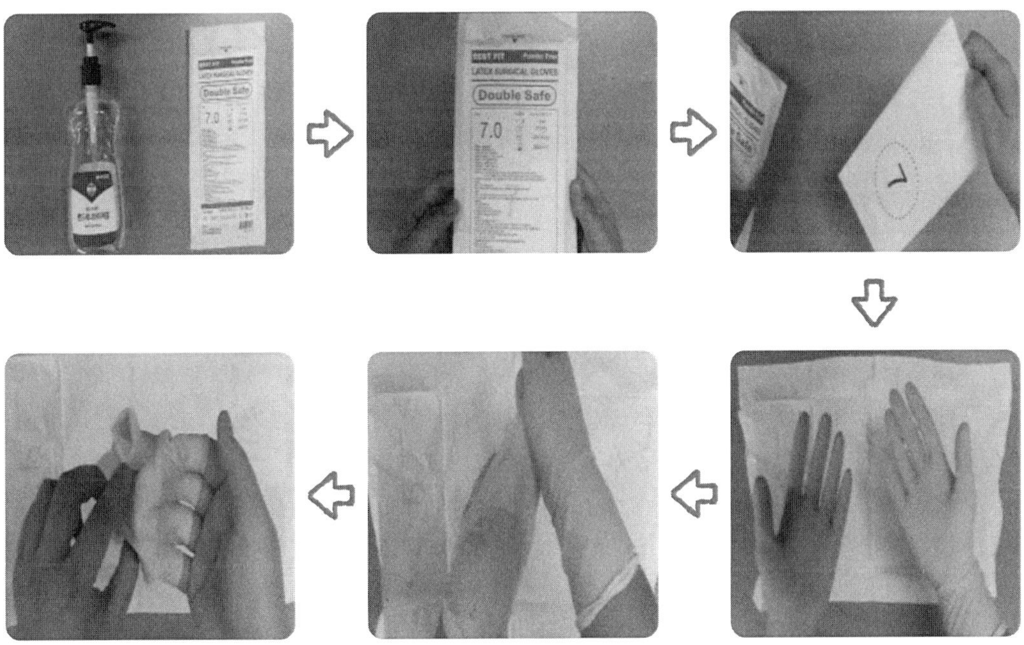

활동 7 멸균장갑 봉투 접기법을 활용하여 마스크 담을 봉투 만들기

준비물 손소독제, A3용지, A4용지, KF 마스크, 일반 마스크, 무지 봉투

(1) 손소독제로 손을 닦는다.

(2) 용지와 봉투를 준다.

(3) 일반 마스크와 KF94 마스크를 준다.

(4) 마스크를 종이 안에 잘 접어넣는다.

(5) 마스크를 봉투에 넣는다.

▶ A3 활용

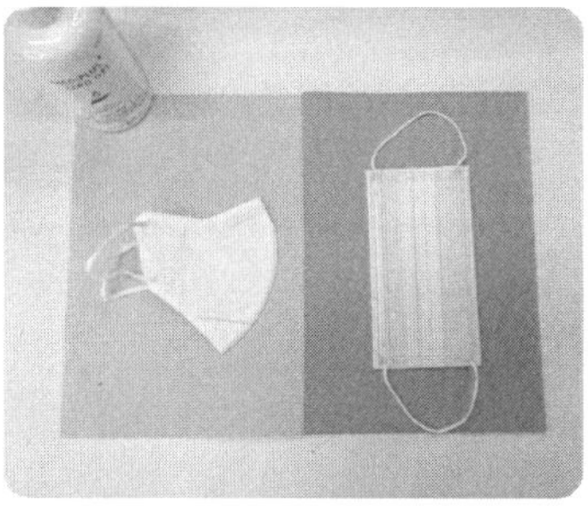

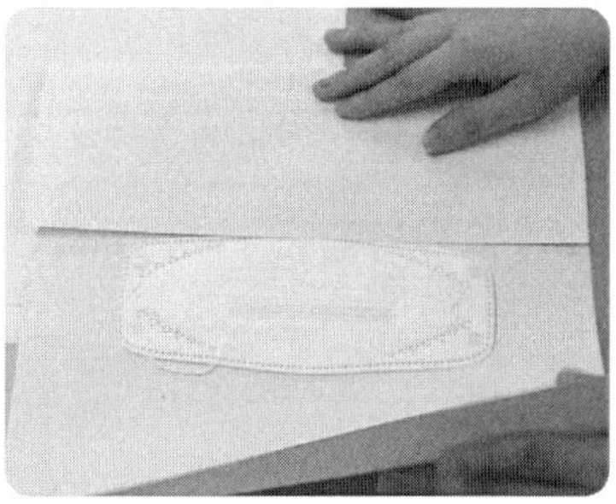

▶ A4 활용

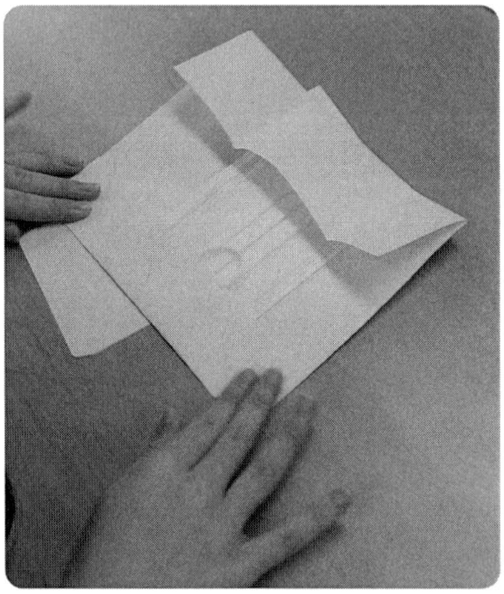

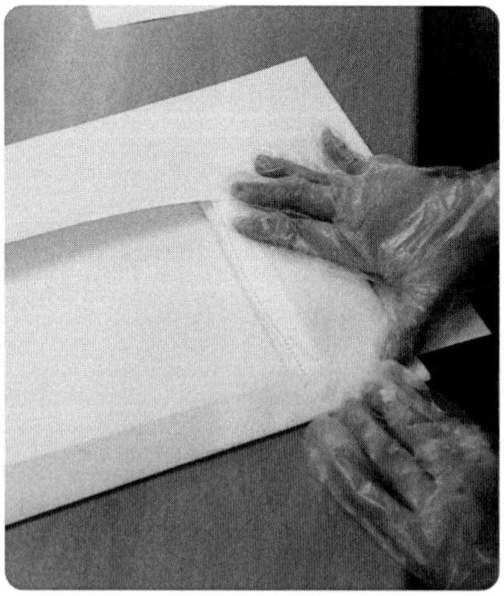

활동 8 물병 무균법으로 연습하고 마셔보기

준비물 개봉 안된 물병, 컵, 대접

무균법
(물병활용하기)

(1) 물병을 개봉한다.

(2) 물병 뚜껑을 뒤집어 바닥에 내려놓는다.

(3) 물병에 물을 대접에 약간 버린 후 컵에 따르도록 한다.

(4) 물병을 뚜껑을 닫는다.

(5) 컵에 따른 물을 마신다.

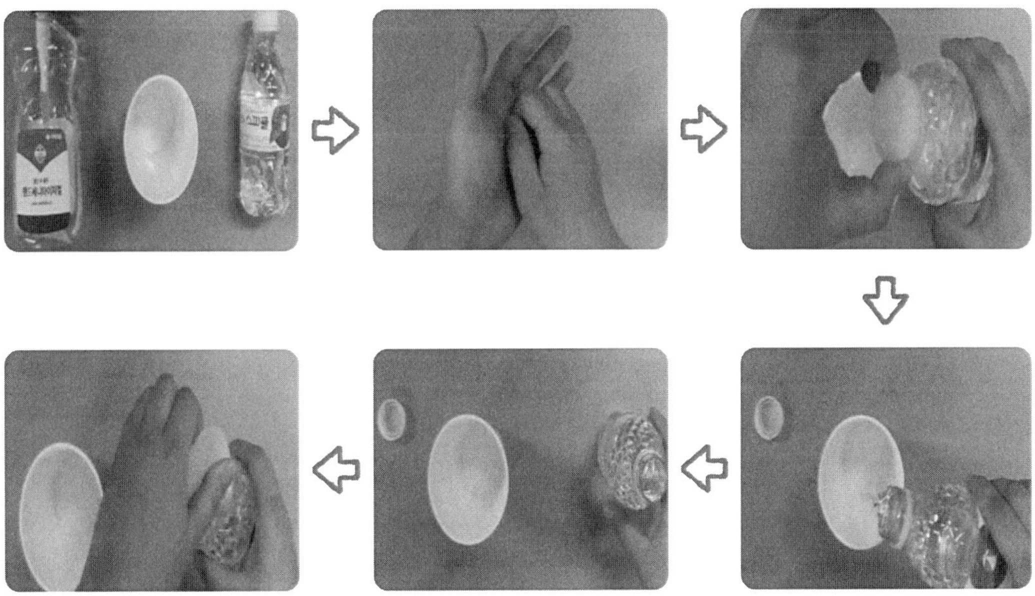

활동 9 멸균물품 개봉해 보기

준비물 손 세정제, 개봉할 포장 물품

멸균물품 옮기기

(1) 손을 닦은 후 포장 물품의 인디케이터(테이프)를 제거한다.

(2) 포장 물품을 개봉한다.

(3) 포장 물품의 접힌 부분을 차례대로 펼친다.

(4) 포장 물품을 정해놓은 멸균 구역에 조심히 떨어뜨려 본다.

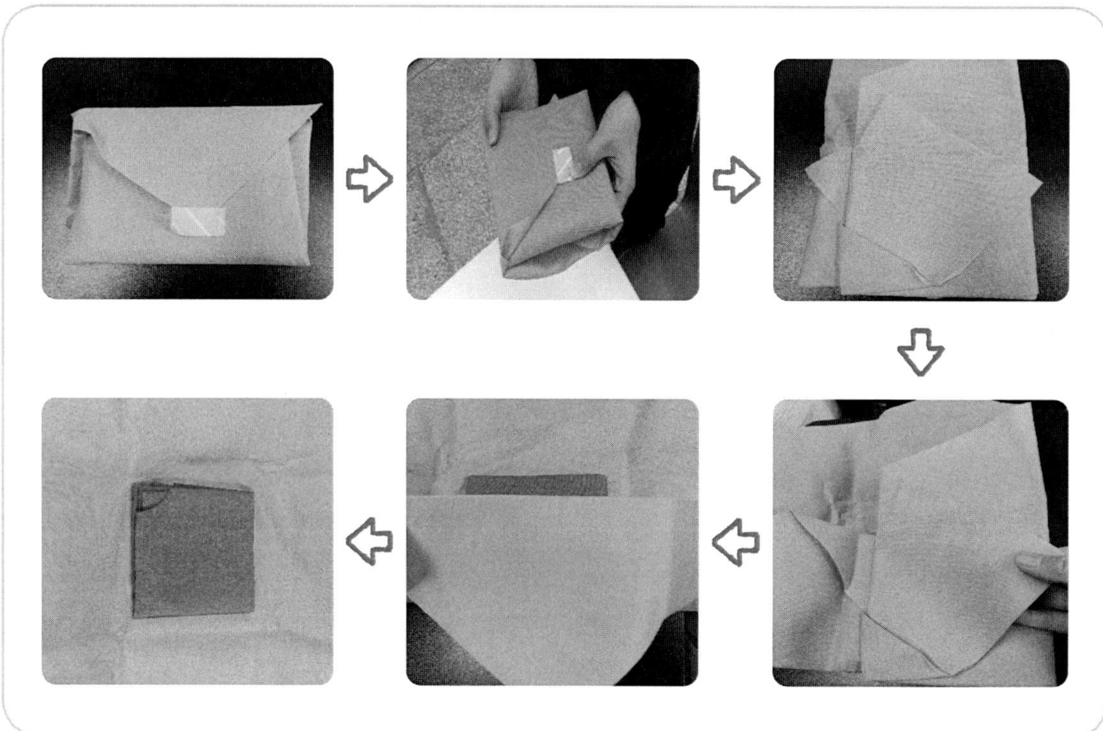

활동 10 멸균법 활용하여 쌀과자 먹기

준비물 손세정제, 종이, 펜, 포장과자

멸균법
(과자활용하기)

(1) 손을 닦는다.

(2) 종이에 멸균지역을 표시한다.

(3) 쌀과자 개봉하여 멸균지역에 떨어트린다.

(4) 과자를 맛있게 먹는다.

(5) 무균법을 생각해 본다.

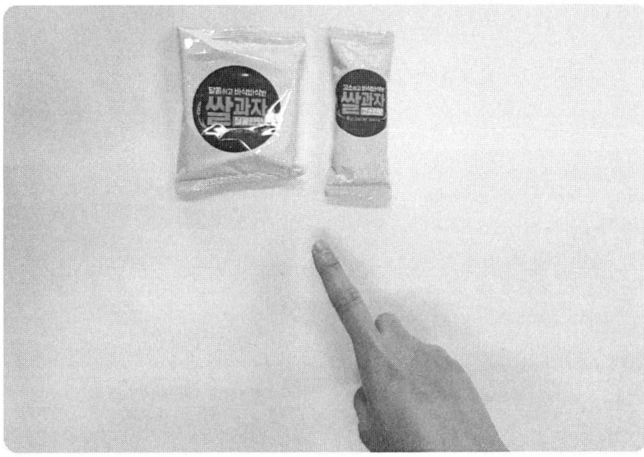

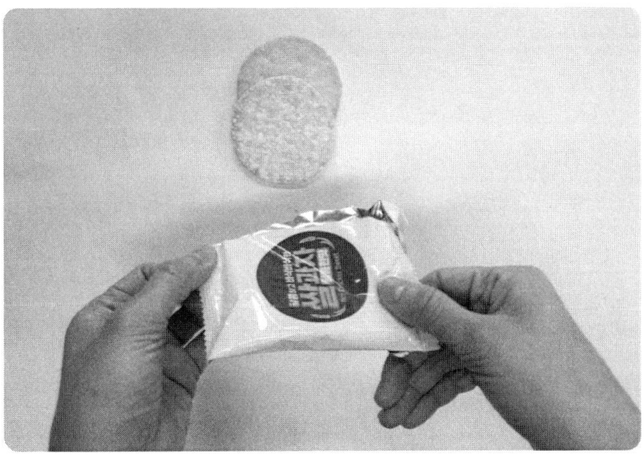

활동 11 마스크 버리기(끈 묶기, 끈 잘라 말기)

준비물 손소독제, A3용지, 일반 마스크, KF 마스크, 무지 봉투

마스크 묶기, 버리기

(1) 손소독제로 손을 닦는다.

(2) A3용지와 봉투를 준다.

(3) 일반 마스크와 KF94 마스크를 준다.

(4) 마스크를 열균장갑 봉투 접기법을 활용하여 종이 안에 잘 접어넣는다.

(5) 마스크를 봉투에 넣는다.

(6) 마스크를 꺼내어 쓴다.

(7) 사용한 마스크를 벗은 후 버리기 방법을 실시한다.

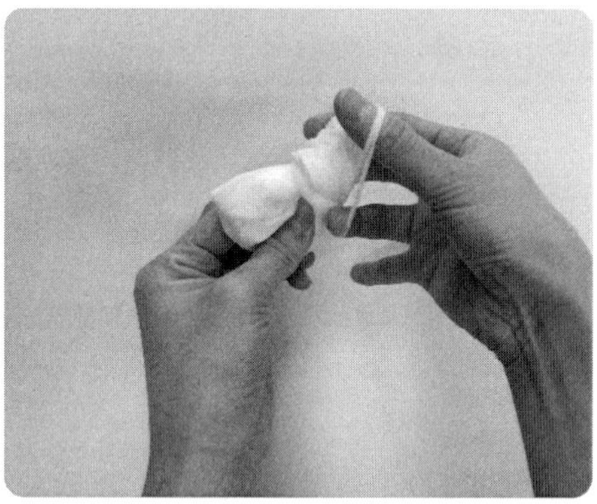

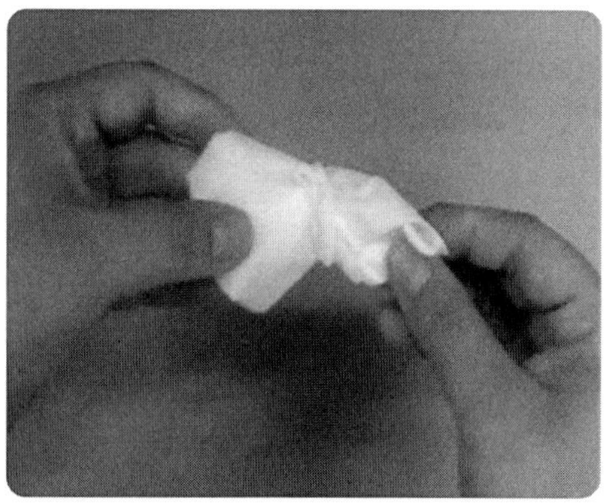

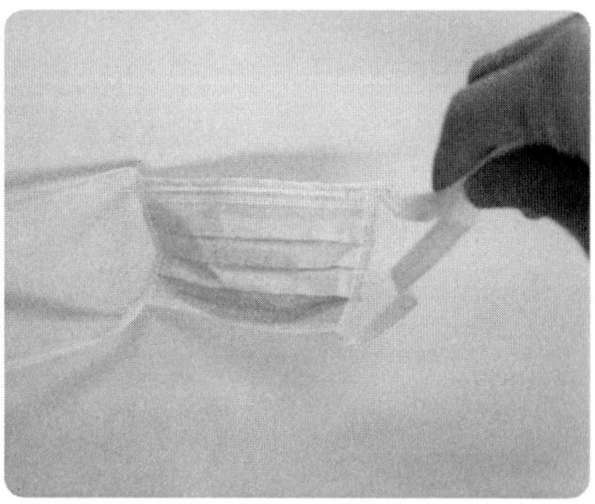

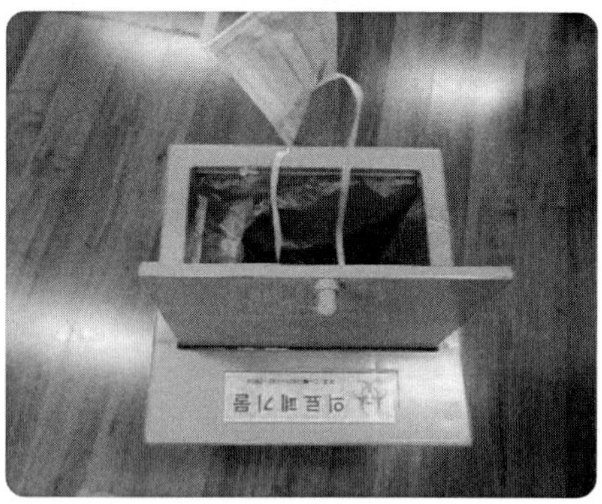

활동 12 라면끓이기로 무균술 따라 해보기-일반라면

준비물 라면, 집게, 계란, 부가재료들

(1) 라면, 집게를 준비한다.

(2) 라면에 넣을 부재료들을 접시에 준비한다(파, 맛살, 계란 등).

(3) 라면 봉지를 뜯어 물에 넣는다.
   - 무균법의 방법으로(안의 내용물이 안 닿게)

(4) 집게를 활용하여 부재료를 넣는다.

(5) 계란을 물 따르는 방법으로 천천히 붓는다.

(6) 익은 라면은 집게를 활용하여 잘 덜어내도록 한다.

(7) 한쪽 눈을 가리고 면을 덜어내도록 한다.

(8) 라면을 맛있게 먹는다.

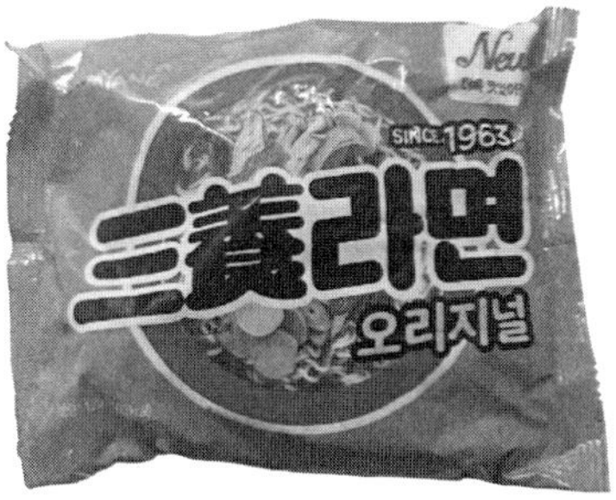

활동 13 라면 끓이기로 무균술 따라 해보기-컵라면

준비물 컵라면, 젓가락, 뜨거운 물

(1) 컵라면을 준비한다.

(2) 컵라면에 스프를 담는다.

(3) 컵라면에 물을 붓는다.

(4) 컵라면을 맛있게 먹는다.

(5) 컵라면의 국물을 잘 따라버린다.

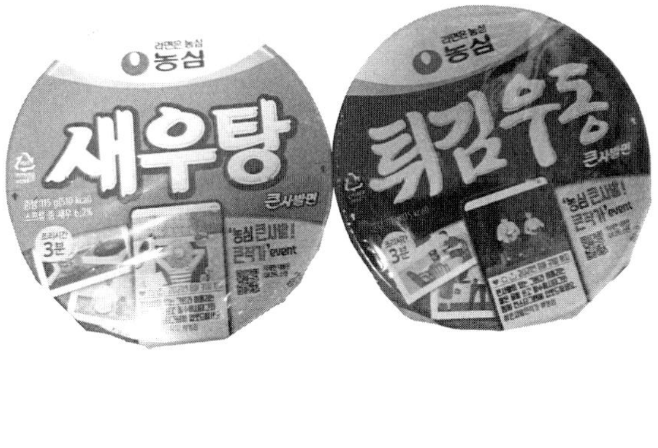

활동 14 과자활용하여 무균법 연습하기

준비물 과자, 집게 또는 젓가락

과자활용(옮기기)

(1) 뜯지 않은 과자와 집게, 젓가락을 준비한다.

(2) 과자봉지를 뜯는다.

(3) 뜯은 과자봉지 내부의 과자를 옆면이 닿지 않게 집게나 젓가락으로 조심스럽게 꺼내본다.

(4) 과자를 맛있게 먹는다.

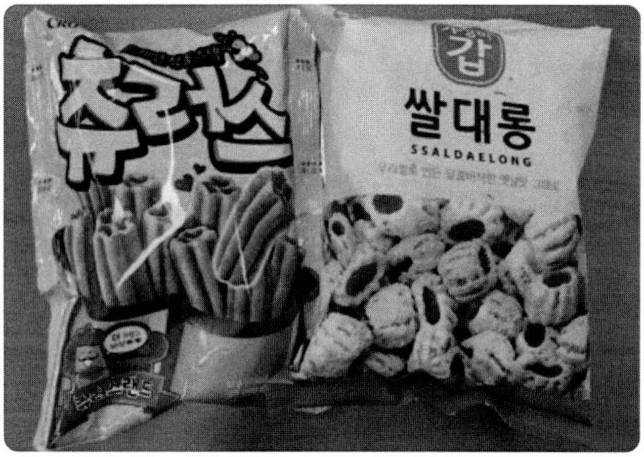

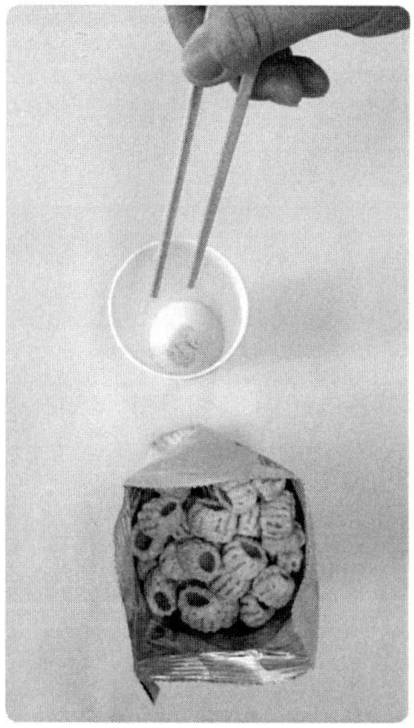

활동 15 삼각건 보자기로 매듭법/접어보기

준비물 손 세정제, 삼각건 또는 보자기

(1) 보자기를 삼각형 모양으로 준비한다.

(2) 보자기를 접는다(세 번 접기).

(3) 보자기 양쪽 끝을 잡고 사각 매듭법을 해본다.

(4) 매듭을 풀어본다.

삼각건 접기

삼각건 매듭짓고 풀기

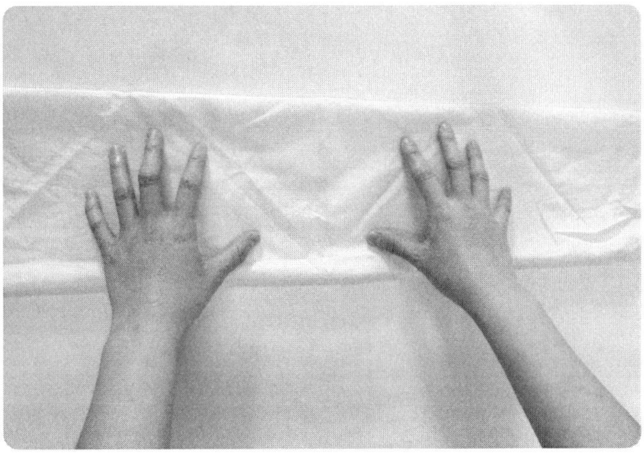

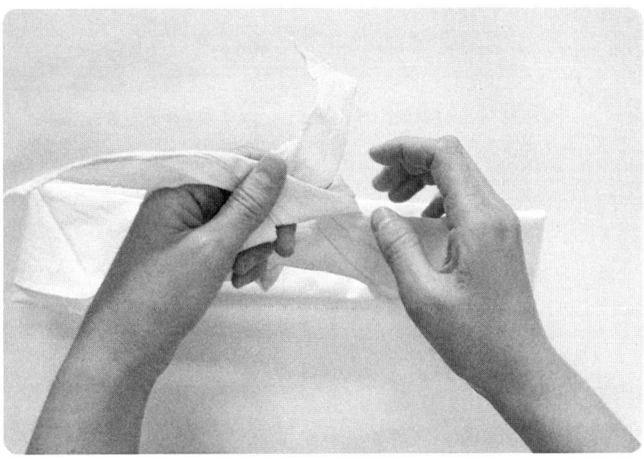

활동 16 붕대감기(1인) - 2리터 물통 활용해서 붕대 감기

준비물 손 세정제, 붕대, 2리터 물통

(1) 손을 닦는다.

(2) 붕대와 2리터 물병을 준비한다.

(3) 세워져 있는 물병을 활용하여 붕대를 감는다.

(4) 붕대를 마무리한다.

(5) 붕대를 풀도록 한다.

(6) 익숙해질 때까지 반복해서 연습한다.

물병활용하여
붕대감아보기

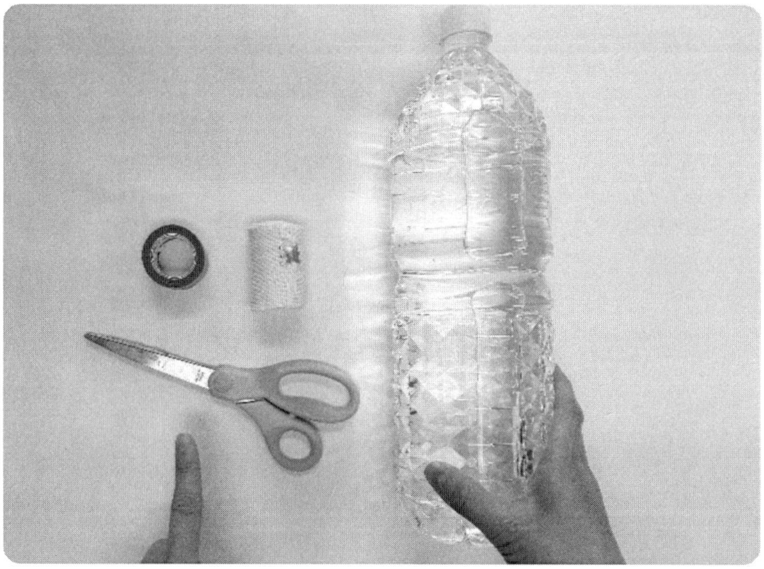

활동 17 손 세정제 만들기

준비물 알코올, 글리세린, 정제수, 물약통

(1) 알코올 + 글리세린 + 정제수와 빈통을 준비한다.

(2) 알코올 + 글리세린 + 정제수를 일정비율에 맞게 섞는다(1:10:0.5).

(3) 타입에 맞게 글리세린과 향을 첨가한다.

(4) 물약통에 담아 휴대용으로 사용한다.

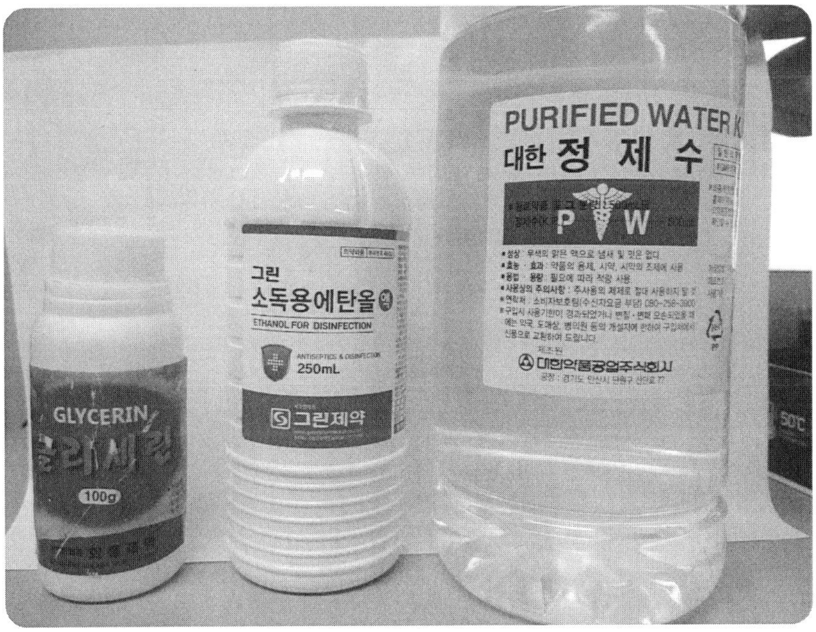

1 : 10 : 0.5

활동 18 구급상자 물품 작성해 보기 / 구급상자 만들기

준비물 구급상자 물품 리스트, 펜

(1) 구급상자에 담을 물품 리스트를 준비한다.

(2) 구급상자에 담을 물품 리스트를 작성해 본다.

(3) 물품 리스트를 구급상자에 담는다.

내가 담고 싶은 구급상자의 물품들은?

번호	물 품	번호	물 품
1	구급상자	7	메모지
2	포비돈 스왑	8	후레쉬/호루라기
3	알코올/과산화수소/포비돈(세네풀)	9	비누세정제
4	면봉 1pack	10	보관통(손 세정제용)
5	가위(안전가위)	11	보관통(소독볼 담는 통)
6	알코올 솜 4p	12	휴지(미니)

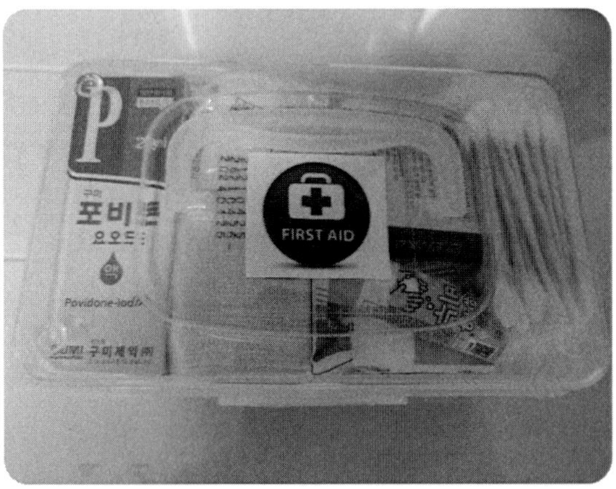

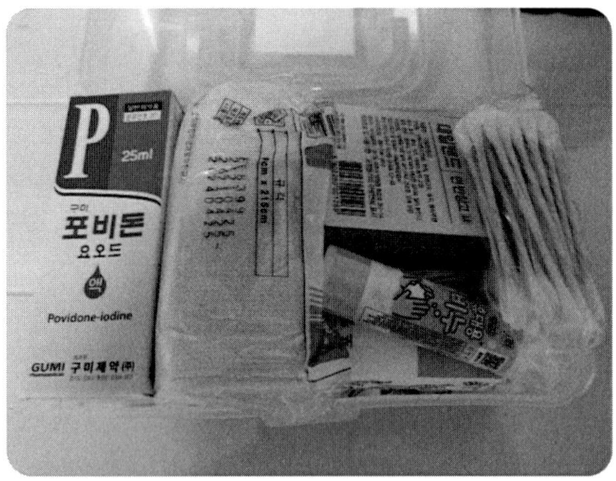

번호	물품		번호	물품	
1			21		
2			22		
3			23		
4			24		
5			25		
6			26		
7			27		
8			28		
9			29		
10			30		
11			31		
12			32		
13			33		
14			34		
15			35		
16			36		
17			37		
18			38		
19			39		
20			40		

활동 19 보물상자(구급상자) 이름 만들기

준비물 종이카드, 펜

(1) 종이카드와 펜을 준비한다.

(2) 종이카드에 나만의 보물상자

(구급상자) 이름을 만들어 본다.

(3) 보물상자이름의 의미를 적어본다.

(4) 보물상자(구급상자)안에 잘 보이는 곳에 붙여준다.

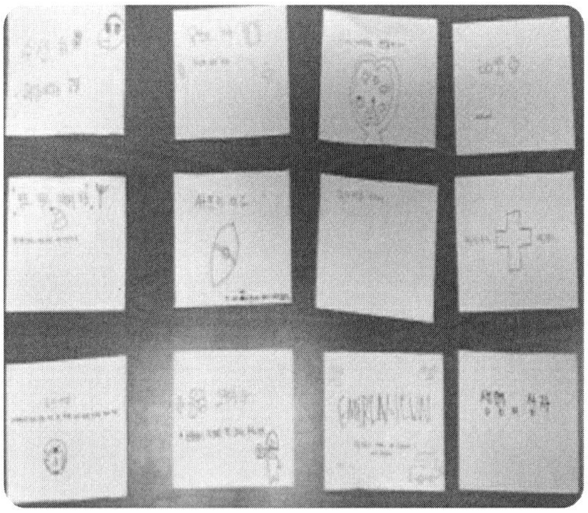

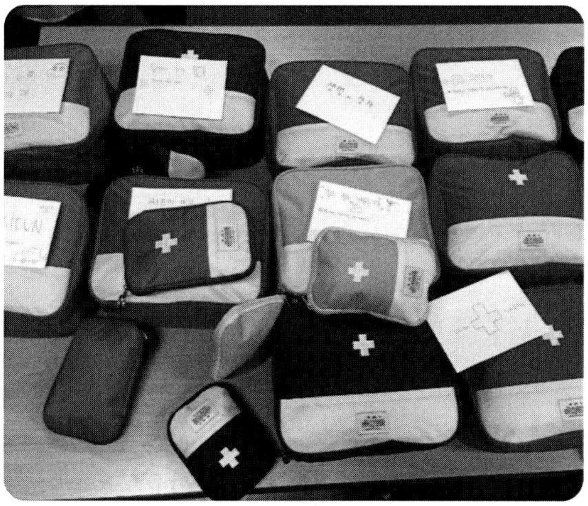

활동 20 물병활용하여 반창고 붙이고 떼어내기

준비물 각종 테이프, 휴지 또는 물통, 가위, 거즈

반창고
(물병활용하기)

(1) 휴지나 물통에 붙일 테이프를 일정하게 자른다.

(2) 테이프 끝을 살짝 접어 붙인다.

(3) 테이프를 떼어보도록 한다.

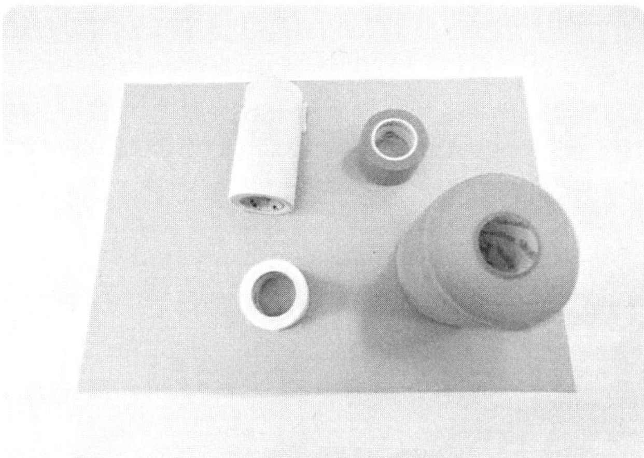

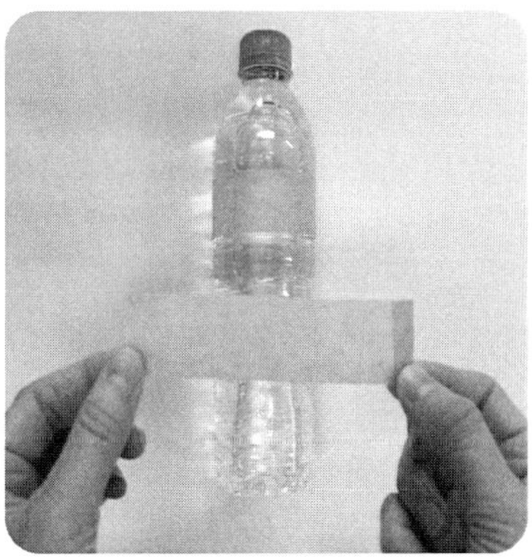

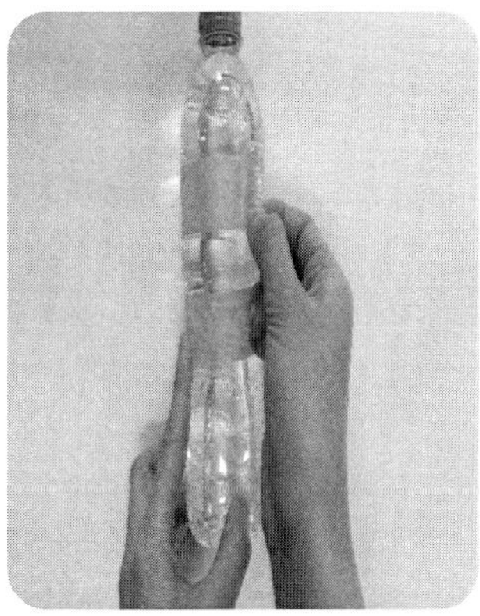

활동 21 나는야 꼼꼼이

준비물 A4용지, 테이프(면테이프, 종이테이프)

반창고 모양으로 잘라보기

(1) A4용지를 일정한 크기로 접는다.

(2) A4 접은선을 집중해서 손으로 자른다.

(3) 출발선을 정한 후 자른 종이의 길이를 비교한다.

(4) 각종 테이프도 같은 방법으로 실시한다.

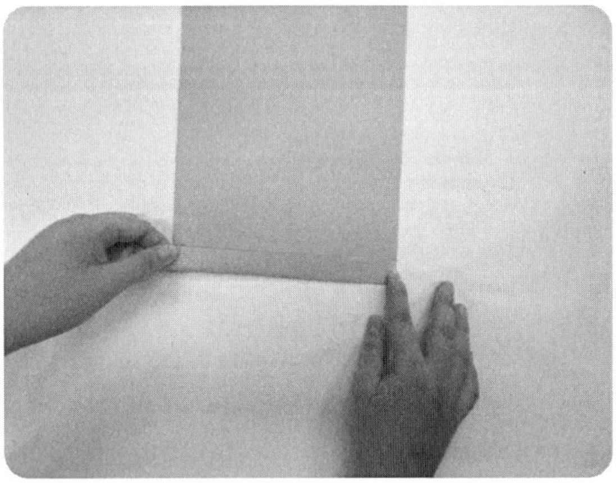

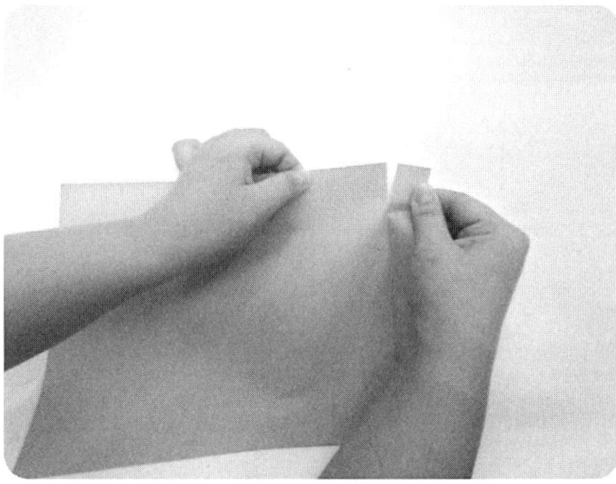

활동 22 밴드붙여주기

준비물 손소독제, 일회용밴드

일회용밴드 붙이기

(1) 손을 닦는다.

(2) 일회용밴드 이상유무를 확인한다.

(3) 일회용밴드의 무균지역이 닿지않게 붙여준다.

(4) 일회용밴드의 적절함을 확인한다.

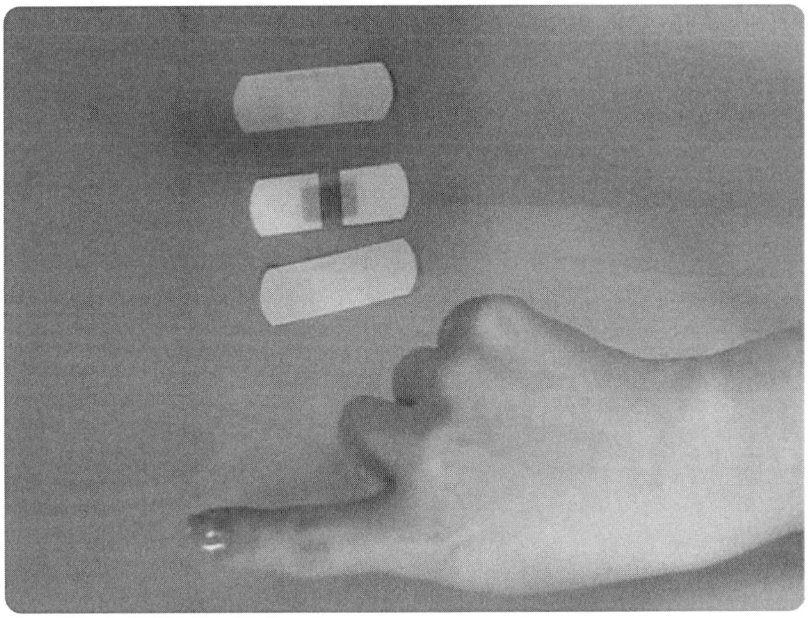

활동 23 QR코드 활용하여 붕대법 따라하기

준비물 붕대, 테이프, 가위

(1) QR코드를 활용하여 붕대법을 따라한다.

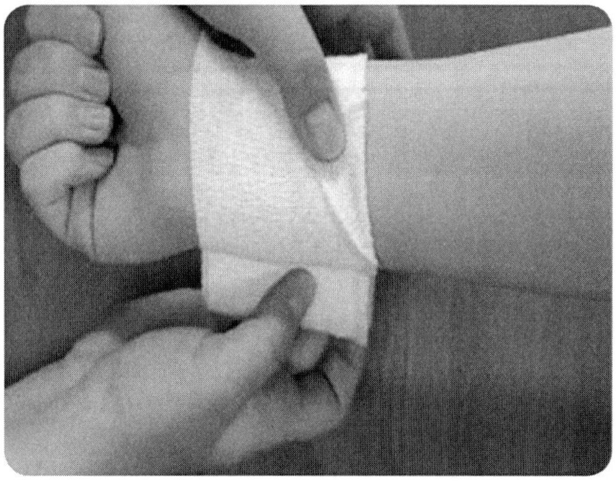

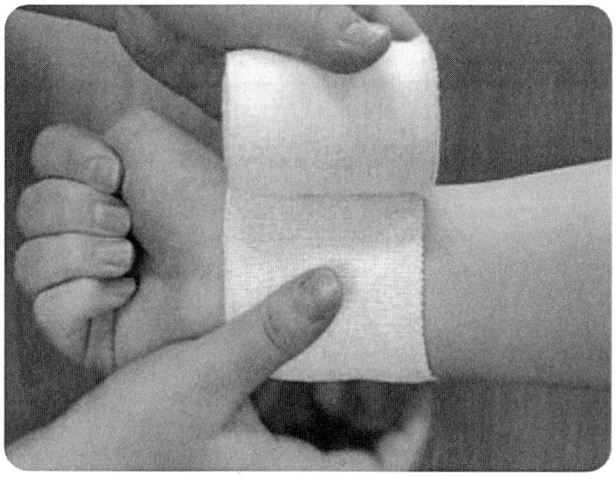

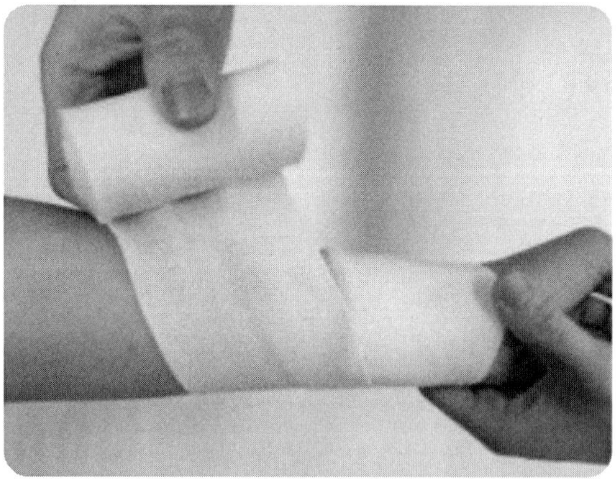

붕대법(착대,포대)

붕대법(나선대)

붕대법(나선절전대)

붕대정리하기

붕대법(8자대)

붕대법(사행대)

활동 24 QR코드 활용하여 붕대사이즈익히기

준비물 붕대, 테이프, 가위

붕대사이즈 익혀보기

(1) QR코드를 활용하여 붕대(사이즈/특징을 익혀보도록 한다)

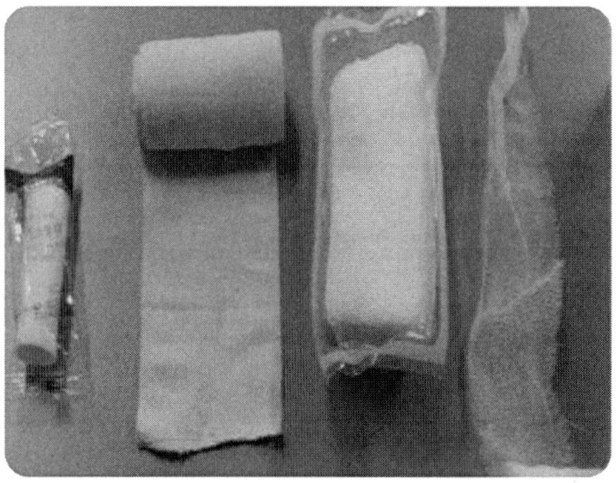

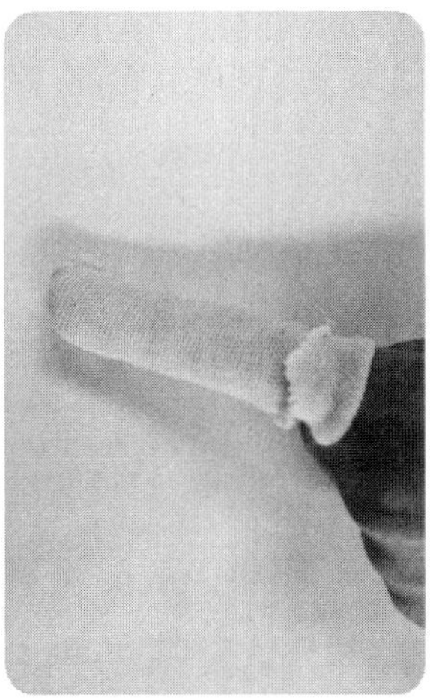

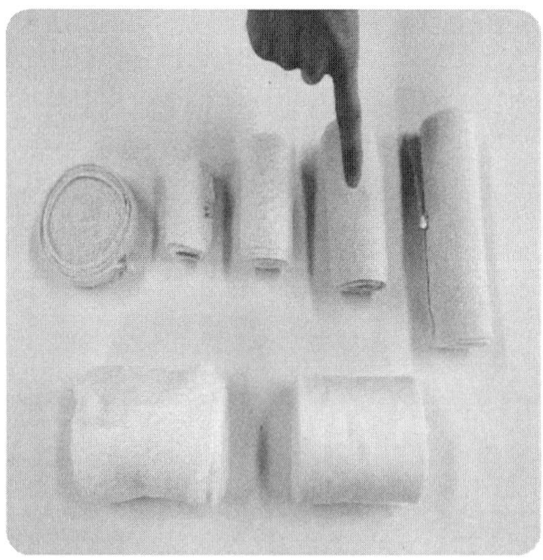

Ⅲ 활력징후 및 기본검사

주제 개요 및 목표

- 활력징후 정의 알기
- 활력징후(혈압, 맥박, 체온, 호흡) 정상범위 알기

학습 목표

다음과 같은 내용을 응급환자관리학 교과목 교재에서 학습할 수 있다.

1. 활력징후의 정의를 설명할 수 있다.
2. 혈압의 정의, 조절요인, 측정법을 설명할 수 있다.
3. 맥박의 정의, 측정부위, 측정법을 설명할 수 있다.
4. 호흡의 정의, 이상호흡, 영향요인, 측정법을 설명할 수 있다.
5. 체온의 정의, 측정부위, 영향요인, 측정법을 설명할 수 있다.
6. 활력징후 측정 결과를 해석할 수 있다.

STEAM 학습 준거

S 과학 ■	T 기술 ■	E 공학 ■	A 예술 ■	M 수학 □

먼저 알고 가요!

● 활력징후란?

- 인체의 생명 기능의 변화에 따라 민감하게 나타나는 징후
- 활력징후의 변화는 건강 상태의 변화를 표시
- 혈압, 맥박, 호흡, 체온
- 연령에 따라 정상치가 다름

● 활력징후(혈압, 맥박, 체온, 호흡)

- 혈압 : 혈액이 동맥벽에 부딪혀 힘을 받을 때 혈액의 압력을 측정한 값
  - 혈압(BP) = 심박출량(CO) × 말초혈관저항(R)
  - 심박출량(CO) = 심박동(HR) × 1회 박출량(SV)
- 맥박 : 대동맥활(대동맥궁, aortic arch)의 팽창이 동맥혈관을 따라 전해져서 촉지되는 것
  - 심박출량–1분 동안에 심장에서 나가는 혈액량
  - 빈맥(Tachycardia) : 맥박수가 1분에 100회 이상

- ✔ 서맥(bradycardia) : 맥박수가 1분에 60회 이하인 경우

– 호흡 : 신체가 산소(O_2)를 섭취하고 이산화탄소(CO_2)를 배출하는 것

- ✔ 호흡은 뇌의 숨뇌(연수, Medulla oblongata)에 있는 호흡중추와 폐의 정상적 기능에 의해 조절

– 체온 : 신체가 생산한 열과 소실 사이의 균형을 나타내는 것

- ✔ 체온은 뇌의 시상하부에 의해 조절
- ✔ 체온의 조절은 혈류 조절, 땀 흘림(발한), 떨림 등을 통하여 조절
- ✔ 체온 측정치 전환법 : ℉=(℃ × 9/5)+32

  ℃=(℉−32℃) × 5/9
- ✔ 측정 부위 : 입(경구), 곧창자(직장), 겨드랑, 고막 등

● 기본검사

– 심전도(electrocardiogram, EKG)

- ✔ 손상 및 내과환자의 평가에 필수적이다.
- ✔ 심전도 평가를 통해 심장의 문제를 파악해줄 뿐만 아니라 머리외상, 가슴외상, 뇌졸중(뇌중풍), 약물, 호흡 및 대사장애로 인한 부정맥(arrhythmia)을 진단할 수 있다.

– 맥박산소 측정기(pulse oximetry)

- ✔ 저산소증이 조금이라도 의심 될 때는 환자의 산소포화도를 측정하는 것이다.
- ✔ 환자의 헤모글로빈의 산소포화도를 관찰하는 비침습적 방법이다.

– 혈당측정기(Glucometer)

- ✔ 병원전 치료에 괄목할 만한 영향을 주고 있으며, 병원전 치료에 사용되는 혈당 측정기는 대부분 전혈(whole blood)에서 포도당을 측정한다.

– 동맥혈 가스 분석(arterial blood gas analysis, ABGA)

- ✔ PaO_2(혈액 중 산소의 분압)를 측정하여 허파의 환기, 확산, 산화, 동맥혈의 pH에 의한 산−알카리 평형 상태를 알아보는 검사 방법이다.
- ✔ pH 정상 : 7.40(7.35~7.45)
- ✔ $PaCO_2$ 정상 : 40(35~45) mmHg
- ✔ PaO_2 정상 : 100(80~100)
- ✔ Bicarbonate(HCO_3^-, 중탄산염) 정상 : 24(22~26) mEq/L

● 혈액검사(Blood test) : 질병을 비롯해 영양 상태, 장기 기능 등 생화학적 및 생리학적 상태를 검사하기 위해 이용한다.

– 질환의 진단을 비롯해 치료 및 예후의 판정을 목적으로 시행하는 검사하는 것

엉뚱 상상의 세계로!

활동 1 청진기 만들어 심장소리 들어보기

- 준비물 : 깔때기, 튜브줄, 풍선 또는 랩지, 이어폰팁, 테이프, Y자분배기

활동 2 혈압계 모형 만들기

- 준비물 : 부직포, 리본줄, 상자, 고정찍찍이, 양면테이프, 가위, 소리펌프

활동 3 체온계 모형 만들기

- 준비물 : 칼라 도화지, 가위, 풀, 사인펜, 양면테이프, 체온계 그림

활동 4 악어 게임(맥박 변화 확인하기)

- 준비물 : 악어 모형, 산소포화도 측정기, 안대

활동 5 째깍째깍 풍선폭탄(활력징후) - 고요 속의 외침(1)

- 준비물 : 제시어 카드, 헤드셋, 초시계, 타임풍선

활동 6 째깍째깍(활력징후) - 고요 속의 외침(2)

- 준비물 : 제시어 카드, 헤드셋, 초시계

활동 7 활력징후 측정해서 기록하기

- 준비물 : 활력징후 측정기록표, 혈압계, 체온계, 초시계, 펜

활동 8 맥박 위치 그려보기(개인 또는 조별)

- 준비물 : A4용지, 전지, 칼라펜, 볼펜

활동 9 과자소리 맞추기(ASMR)

- 준비물 : 과자, 종이컵, 젓가락, 마이크

자유롭게 정리해 봅시다.

* 중요 포인트 적어보기

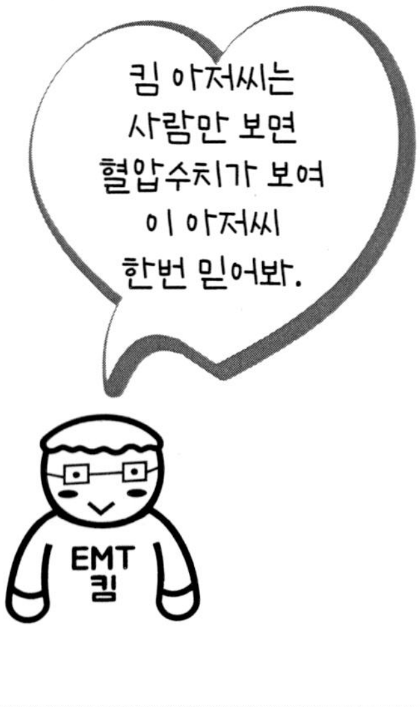

활동 1 청진기 만들어 심장소리 들어보기

준비물 깔때기, 튜브줄, 풍선 또는 랩지, 이어폰팁, 테이프, Y자분배기

청진기 만들어 소리듣기

(1) 청진기를 만들 물품을 준비한다.

(2) Y자분배기 3방향에 자른 튜브를 끼운다.

(3) 튜브 2군데에 이어캡을 끼운다.

(4) 나머지 한쪽 튜브에는 깔때기를 끼운다.

(5) 깔때기 끝을 랩지나 풍선 등으로 감는다.

(6) 심장소리를 들어본다.

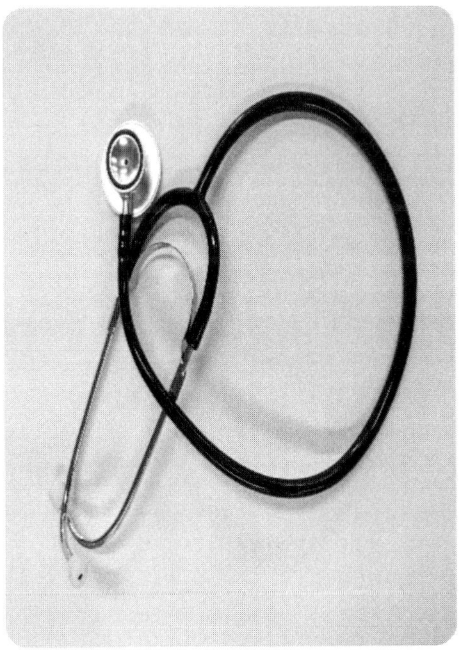

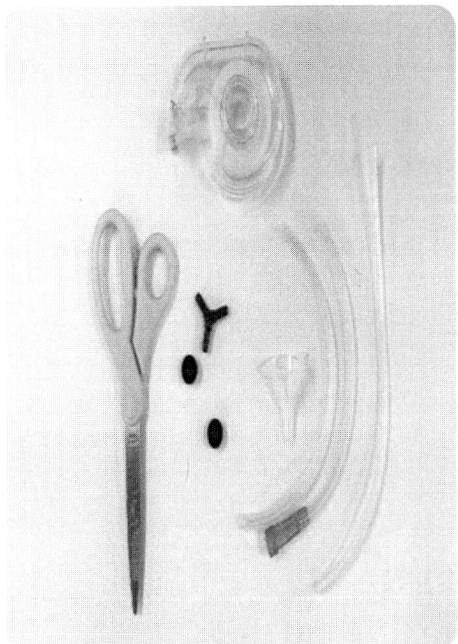

활동 2 혈압계 모형 만들기

준비물 부직포, 리본줄, 상자, 고정찍찍이, 양면테이프, 가위, 소리펌프

(1) 혈압계 모형을 만들 물품을 준비한다.

(2) 도안(그림)을 보고 제작을 시작한다.

(3) 리본줄을 부직포의 일정부분에 잘 고정한다.

(4) 소리펌프(뽁뽁이)를 연결한다.

(5) 혈압계 모형을 완성시킨다.

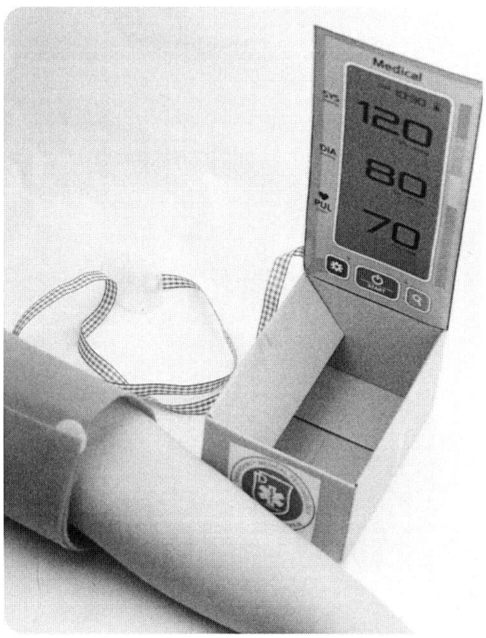

활동 3 체온계 모형 만들기

준비물 칼라 도화지, 가위, 풀, 사인펜, 양면테이프, 체온계 그림

(1) 체온계 모형을 만들 물품을 준비한다.

(2) 도화지를 일정한 크기, 두께로 자른다(나만의 캐릭터).

(3) 정상, 비정상, 색깔 표시와 수치를 볼 수 있는 박스모양을 만든다.

(4) 자른 도화지 체온계 모양 안에 정상범위를 기록해 본다.

(5) 뒤집어 비정상인 원인들을 적는다.

(6) 체온계 모형을 완성한다.

〈체온계 그리기〉

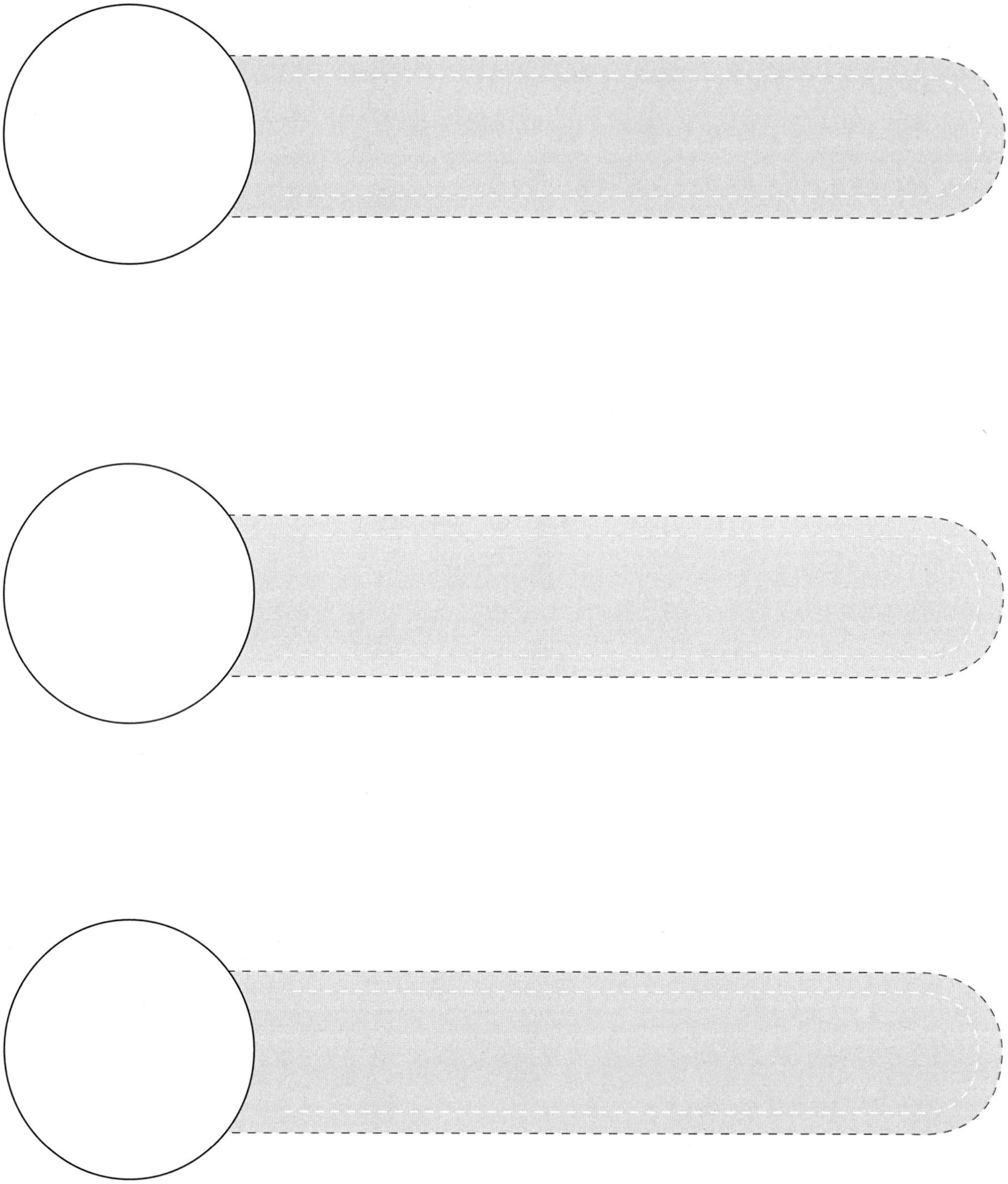

활동 4 악어 게임(맥박 변화 확인하기)

준비물 악어 모형, 산소포화도 측정기, 안대

(1) 활동을 위한 물품을 준비한다.

(2) 실험 대상자는 손가락에 산소포화도 측정기를 끼운다.

(3) 실험 대상자는 안대로 눈을 가린다.

(4) 실험 대상자의 반대쪽 손가락을 악어 입안에 넣을 수 있게 도와준다.

(5) 신호와 함께 악어 이빨을 입이 닫아질 때까지 하나씩 눌러본다.

(6) 실험 대상자의 맥박 변화를 측정한다.

(5) 신체 변화에 따른 활력징후 변화를 설명한다.

(교감신경-부교감신경)

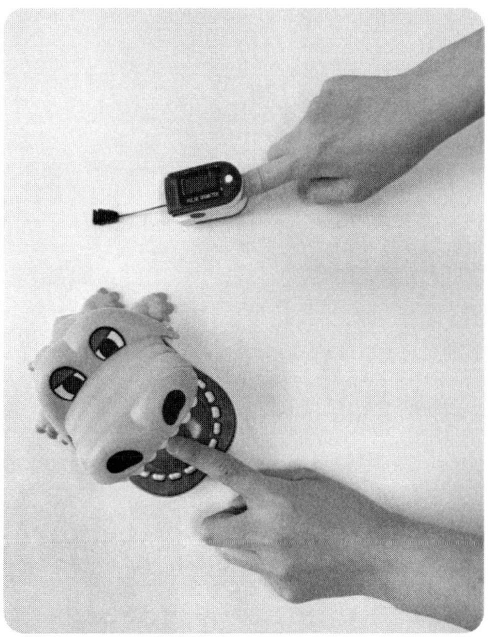

활동 5 짹각짹각 풍선폭탄(활력징후) - 고요 속의 외침(1)

준비물 제시어 카드, 헤드셋, 초시계, 타임풍선

(1) 제시어 카드와 타임 풍선을 준비한다.

(2) 헤드셋이 준비되었으면 참여하는 사람은 모두 착용한다.

(3) 풍선의 타이머를 풀고 시작을 한다.

(4) 제시어를 맞추면서 옆 사람에게 전달한다.

(4) 풍선의 타이머가 끝날 때까지 실시한다.

(5) 신체 변화에 따른 활력징후 변화를 설명한다.
(교감신경-부교감신경)

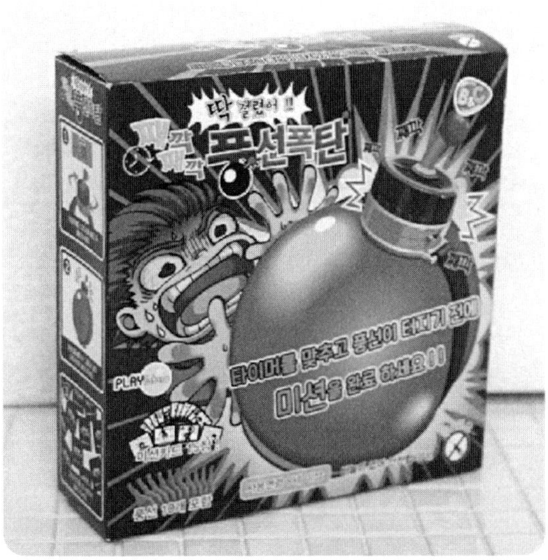

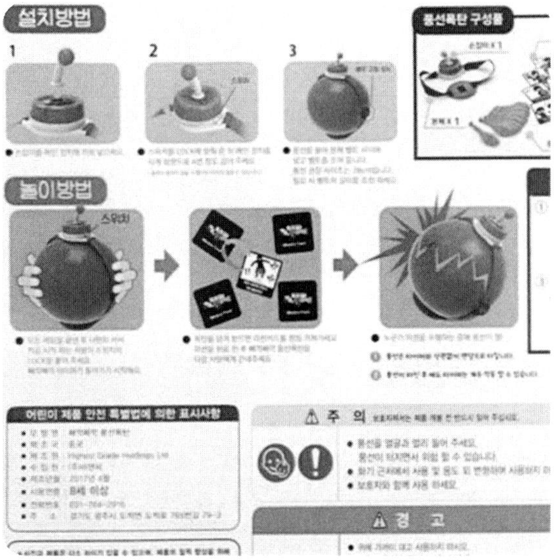

활동 6 짝각짝각(활력징후) - 고요 속의 외침(2)

준비물 제시어 카드, 헤드셋, 초시계

(1) 제시어 카드를 준비한다.

(2) 헤드셋이 준비되어 있으면 착용을 한다.

(3) 시작과 동시에 제시어 카드를 입모양으로 전달한다.

(4) 시간 종료 시(예-3분)까지 제시어를 맞추어 간다.

(5) 청각의 중요성을 설명한다.

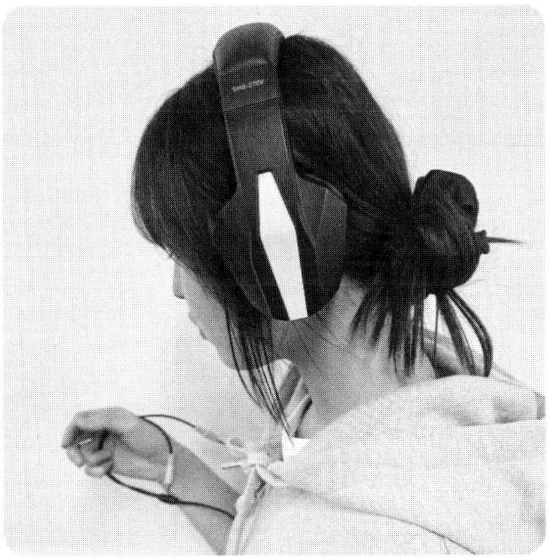

EMS 제시어 카드

- 응급
- 응급구조사
- 구급차
- 배틀징후
- 시체얼룩
- 환자평가
- 기도유지법
- 가슴압박법

〈EMS제시어 카드 박스 만들어주기〉

EMS 제시어 카드

EMS 제시어 카드

활동 7 활력징후 측정해서 기록하기

준비물 활력징후 측정기록표, 혈압계, 체온계, 초시계, 펜

맥박 측정하기

(1) 활력징후 측정을 위한 물품을 준비한다.

(2) 활력징후 측정을 위한 측정기록표를 준비한다.

(3) 혈압, 맥박, 호흡, 체온 등을 차례로 측정 후 기록지에 작성한다.

(4) 측정자를 교대하며 다시 측정한다.

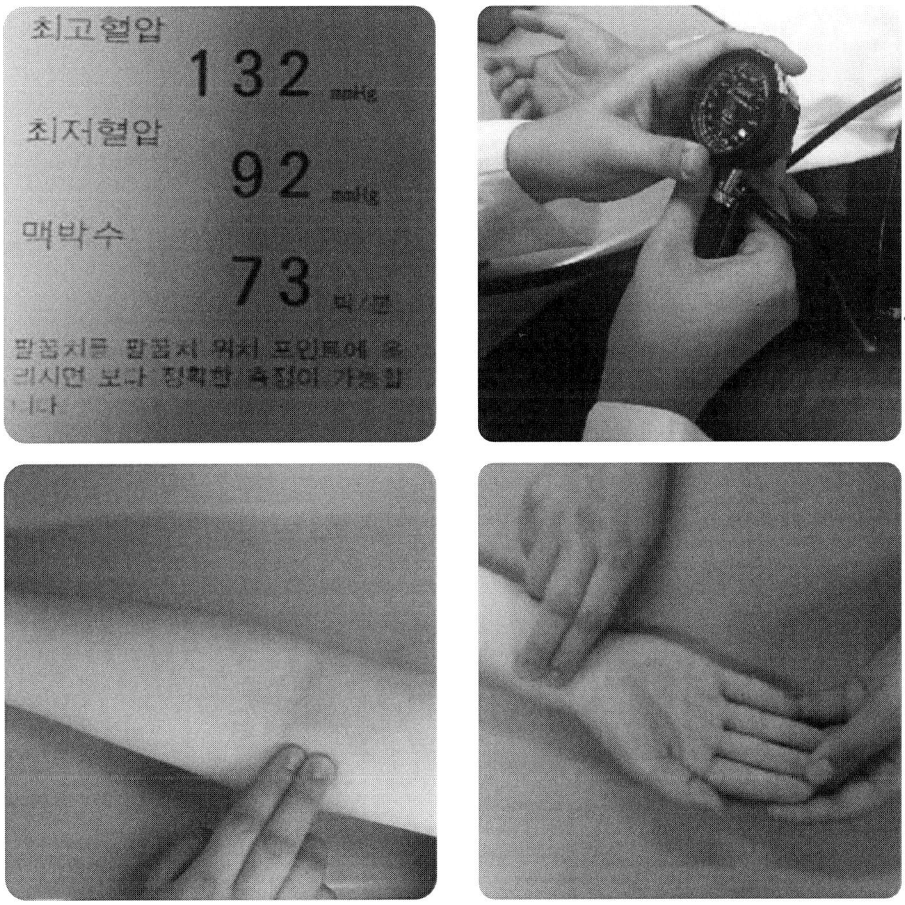

활력징후(Vital Sign) 체크기록지(1)

확인 사항	반	학번		성 명	
	기타	* 양식에 맞게 기록하기 * 기록은 본인이 측정한 사람 기록하기			

환자평가		기록 사항						
		회차	시간	혈압	맥박	호흡	체온	SpO_2
	활력징후		:	/				%
			:	/				%
			:	/				%
			:	/				%
			:	/				%
			:	/				%
			:	/				%
			:	/				%
			:	/				%
			:	/				%
			:	/				%
			:	/				%
			:	/				%
			:	/				%
			:	/				%
			:	/				%
			:	/				%
			:	/				%
			:	/				%
			:	/				%
			:	/				%
			:	/				%
			:	/				%
			:	/				%
			:	/				%
	활력징후 측정시 문제점 (어려움)							

활력징후(Vital Sign) 체크기록지(2)

확인 사항	반	학번		성 명	
	기타	* 양식에 맞게 기록하기 * 기록은 본인이 측정한 사람 기록하기			

환자평가		기록 사항						
		회차	시간	혈압	맥박	호흡	체온	SpO_2
	활력징후		:	/				%
			:	/				%
			:	/				%
			:	/				%
			:	/				%
			:	/				%
			:	/				%
			:	/				%
			:	/				%
			:	/				%
			:	/				%
			:	/				%
			:	/				%
			:	/				%
			:	/				%
			:	/				%
			:	/				%
			:	/				%
			:	/				%
			:	/				%
			:	/				%
			:	/				%
			:	/				%
			:	/				%
			:	/				%
	활력징후 측정시 문제점 (어려움)							

활동 8 맥박 위치 그려보기(개인 또는 조별)

준비물 A4용지, 전지, 칼라펜, 볼펜

(1) A4용지 또는 전지를 나누어 준다.

(2) 사람 모양을 그린 후 맥박위치를 직접그려본다.

(3) 각자의 그림들을 보여주고 설명한다.

(4) 활력징후에서 맥박의 중요성과 측정위치를 설명한다.

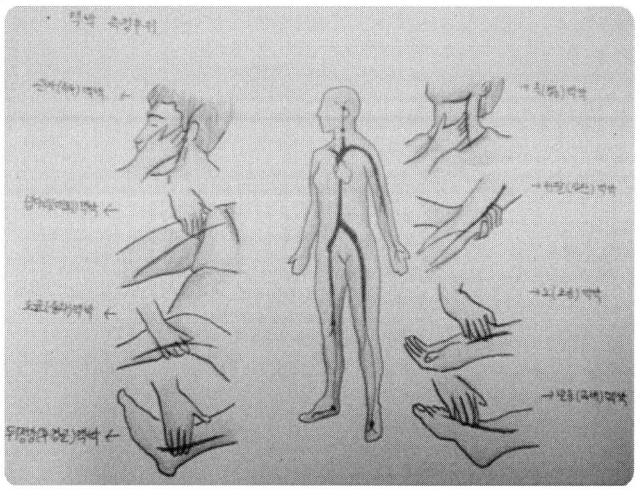

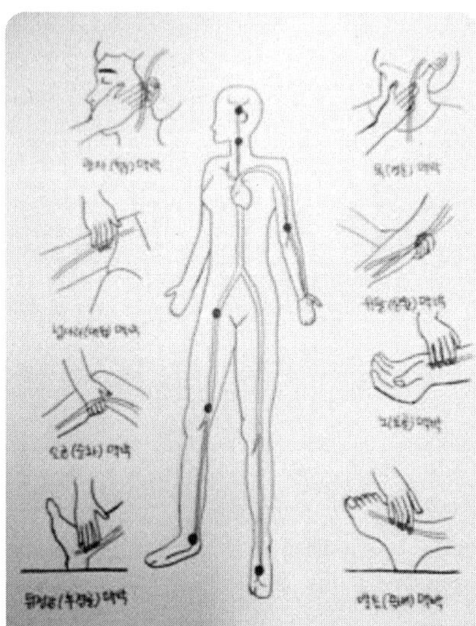

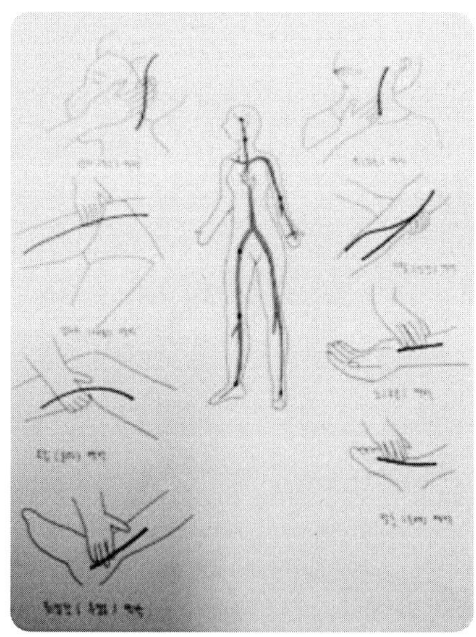

<맥박위치 그려보기>

활동 9 과자소리 맞추기(ASMR)

준비물 과자, 종이컵, 젓가락, 마이크

(1) 준비된 과자를 개봉한 후에 컵에 담는다.

(2) 대상자에게 소리를 과자소리를 들려준다.

(3) 준비가 되었으면 뒤로 돌아 과자소리를 맞춘다.

(4) 남은 과자는 맛있게 먹도록 한다.

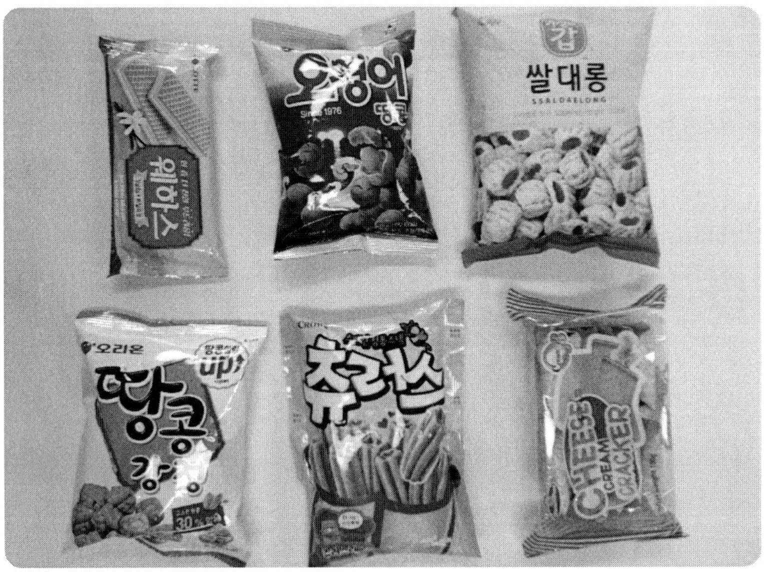

IV 호흡 관리

주제 개요 및 목표
- 호흡기계, 호흡 문제 시 증상과 징후 알기
- 호흡 문제 환자 처치 방법 알기

학습 목표
다음과 같은 내용을 응급환자관리학 교과목 교재에서 학습할 수 있다.

1. 호흡 문제를 가진 환자를 평가할 수 있다.
2. 호흡 기능의 장애를 설명할 수 있다.
3. 호흡곤란 환자의 증상과 징후를 설명할 수 있다.
4. 호흡 관리에 필요한 장비 및 기구를 사용할 수 있다.

STEAM 학습 준거

S 과학 ■	T 기술 ■	E 공학 □	A 예술 ■	M 수학 □

먼저 알고 가요!

- 호흡의 정의

– 신체가 산소(O_2)를 섭취하고 이산화탄소(CO_2)를 배출하는 것

- 환기(ventilation) : 대기와 허파꽈리(폐포) 간의 환기(ventilation), 즉 허파(폐)환기는 호흡 활동을 통해 이루어진다.
- 확산(diffusion) : 허파꽈리(폐포)와 허파(폐)모세혈관 간의 산소와 탄산가스의 가스 확산(diffusion)이다.
- 산소와 탄산가스 이동 : 산소는 허파(폐)에서 조직으로 이동되어지고 탄산가스는 조직에서 허파(폐)로 이동된다.

– 호흡조절 : 체내 산소, 탄산가스, 수소이온의 신경적 조절과 화학적 조절

- 호흡 문제 환자 평가하기

– 호흡기계에 초점을 두고 집중된 병력과 신체검진을 실시

– 일차평가 : 기도, 호흡, 순환 등 환자 생명을 위협하는 상태를 빨리 파악

– 반응이 있는 내과환자 평가 : 병력 청취 후 내과적 징후를 확인하는 신체검진을 실시

– 외상환자 평가 시 : 손상 징후를 확인할 목적으로 신체검진 후 병력청취

* 일차평가

- ABCDE : A(airway)는 기도처치와 목뼈고정, B(breathing)는 호흡, C(circulation)는 순환과 출혈유무, D(disability)는 장애, E(exposure)는 노출의 순서로 시행

* 병력청취

- 주호소, 현재 병력, 과거 병력, 현재 건강상태 등에 대한 병력을 조사

* 신체검진

- 시진, 촉진, 타진, 청진의 순서로 시행

* 활력징후 측정

- **호흡기능장애** : 허파(폐)환기, 허파꽈리(폐포)와 허파(폐) 모세혈관 사이의 가스 확산, 혈액을 통해 조직세포로 가는 가스 이동의 세 가지 영역에서 장애가 일어난다.

– 저산소증 : 조직세포의 산소분압이 비정상적으로 낮은 경우

허파꽈리(폐포) 저환기, 확산장애, 환기혈류비 불균형 분포, 지름길(션트)이다.

– 비정상 호흡 : 호흡수, 호흡깊이, 호흡의 규칙성 및 호흡 시의 노력을 말한다.

- 거품소리(수포음, rale) : 거품소리(수포음)는 보통 들숨(흡기)시 들리는데 가벼운 딱딱소리가 나고, 펑 터지는 비음악적 소리이다.
- 쌕쌕거림(천명, wheezing) : 쌕쌕거림은 날숨(호기) 때 발생되는 깊고 높은 휘파람 부는 듯한 소리로 공기가 부분적으로 좁아진 기도를 통과할 때 발생한다.
- 그렁거림(협착음, stridor) : 그렁거림(협착음)은 청진기 없이 들을 수 있으며 들숨(흡기) 시 고음조의 소리이다.
- 가슴막(흉막)마찰음(pleural friction rub) : 가슴막(흉막)표면의 염증에 의해 생기며 서로 삐꺽거리는 건조한 소리로 가죽표면을 마찰할 때 나는 소리와 비슷하다.

– 불규칙한 호흡양상

- 체인스톡(Cheyne–Stoke's) 호흡 : 무호흡 기간이 점점 증가되고 감소되는 호흡(무호흡과 과다호흡이 교체) 양상으로 두개 내압상승, 뇌줄기(뇌간)상승, 임종직전, 뇌중풍(뇌졸중), 뇌종양, 요독증, 심장기능상실(심부전), 마약 또는 수면제 복용 시 나타난다.
- 쿠스마울(Kussmaul) 호흡 : 빠르고 깊은 호흡양상으로 콩팥기능상실(신부전), 대사성 산증, 당뇨병성 케톤산증 시 나타난다.
- 지속성흡식 호흡 : 짧은 날숨(호기)와 지속적인 들숨(흡기)의 호흡양상으로 뇌줄기(뇌간)의 병변 시 나타난다.

- 비오씨(Biot's) 호흡 : 호흡주기 사이에 짧은 휴식기가 있는 빠르고 깊은 호흡(가쁜 호흡)으로 많은 중추신경계 원인, 두부손상 시 나타난다.

– 완전 또는 부분적인 기도막힘(기도폐쇄)

- 상기도 막힘(즉 코, 인두, 후두, 기관)은 음식과 같은 이물질이나 무의식 환자의 경우 혀근육의 이완으로 인해 혀가 인두를 막는 경우와 기도 내 분비물이 있을 때 일어날 수 있다.
- 하기도 막힘은 기관지나 허파(폐)의 또는 완전 막힘을 말한다.

엉뚱 상상의 세계로!

활동 1 폐활량(호흡불기) 측정하기(1)

- 준비물 : 초시계, 공기반 소리반(파이브)

활동 2 폐활량(호흡불기) 측정하기(2)

- 준비물 : 초시계, 코끼리 나팔

활동 3 비닐봉지로 face shield 만들기

- 준비물 : 비닐, 페이스쉴드, 가위

활동 4 촛불끄기

- 준비물 : 초, 라이터, 미션종이

활동 5 풍선불기(나의 폐활량은?)

- 준비물 : 초시계, 풍선

활동 6 베르누이 파이프 만들기

- 준비물 : 빨대, 공, 종이컵, 칼

활동 7 폐활량 테스트

- 준비물 : 스마트폰

자유롭게 정리해 봅시다.

* 중요 포인트 적어보기

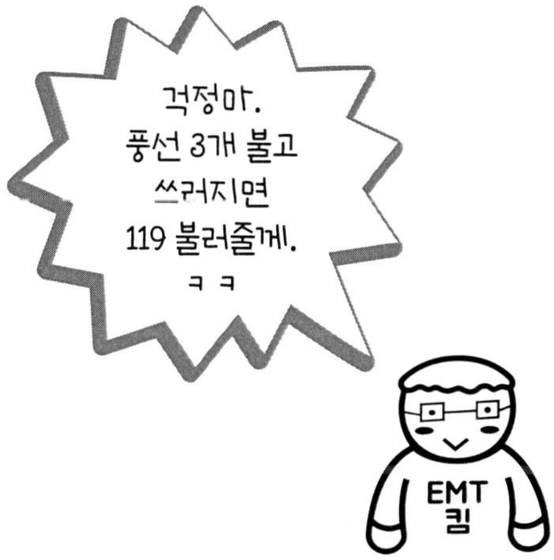

활동 1 폐활량(호흡불기) 측정하기(1)

준비물 초시계, 공기반 소리반(파이브)

호흡 테스트(파이프)

(1) 폐활량 측정을 위한 물품을 준비한다.

(2) 파이프를 나누어준다.

(3) 신호와 함께 동시에 파이프를 불어 가장 오래 불은 대상자를 가려낸다.

(4) 폐활량에 대해 설명한다.

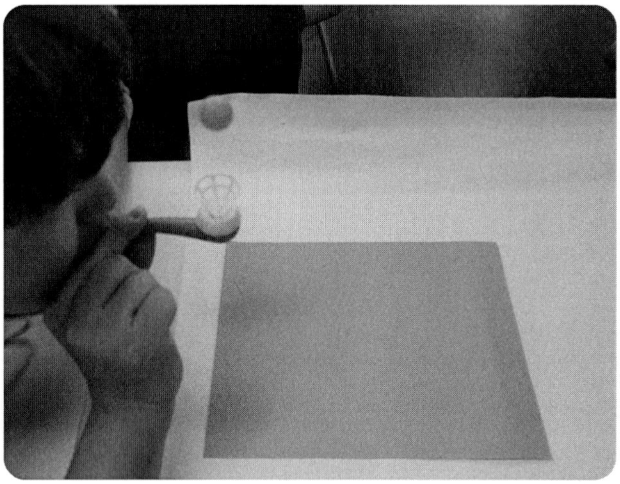

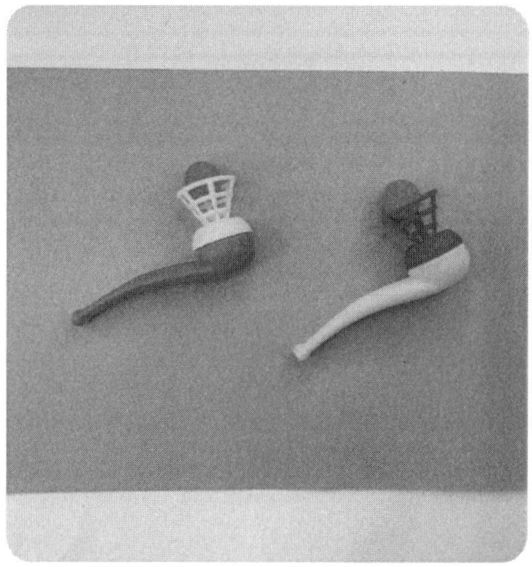

활동 2 폐활량(호흡불기) 측정하기(2)

준비물 초시계, 코끼리 나팔

호흡 테스트2 (뿌우)

(1) 폐활량 측정을 위한 물품을 준비한다.

(2) 파이프를 나누어준다.

(3) 동시에 파이프를 불며 실습을 시작한다.

(4) 실습을 마친다.

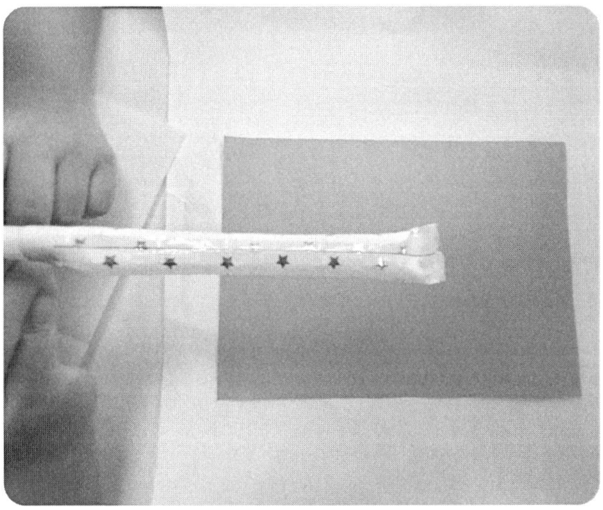

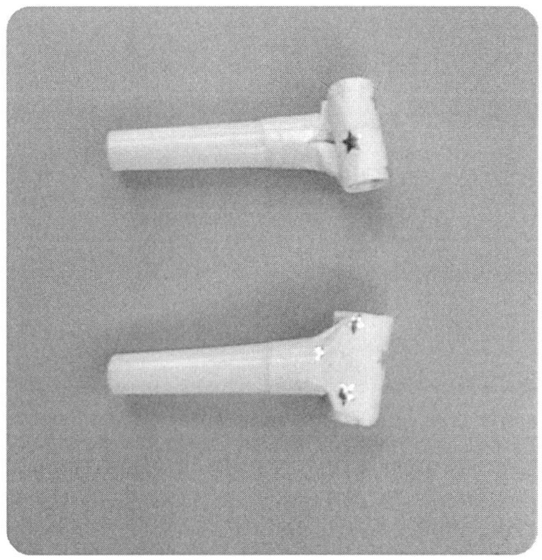

활동 3 비닐봉지로 face shield 만들기

준비물 비닐, 페이스쉴드, 가위

(1) face shield 제작을 위한 물품을 준비한다.

(2) 비닐을 face shield 모양으로 예쁘게 자른다.

(3) 제작한 face shield을 활용해 본다.

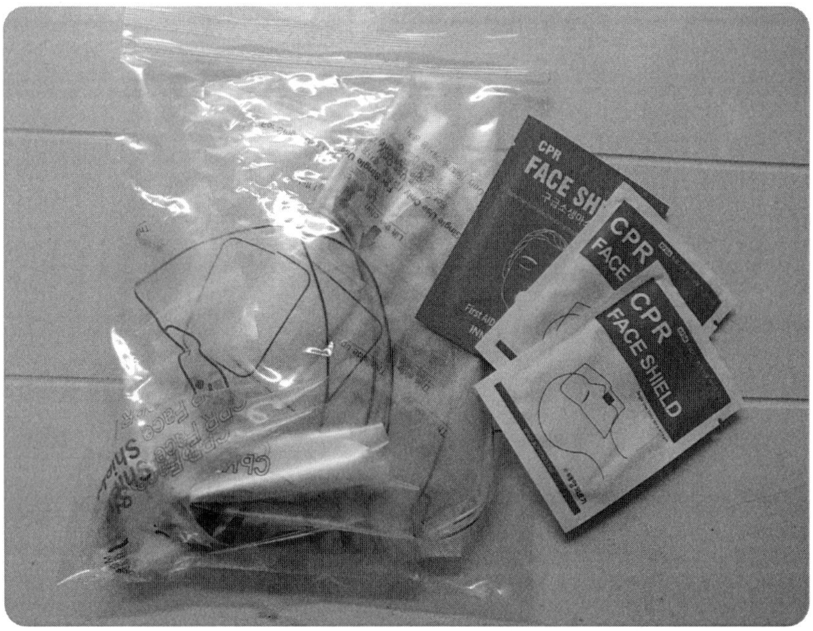

활동 4 촛불끄기

준비물 초, 라이터, 미션종이

(1) 초에 불을 밝힌 후 테이블에 고정한다.

(2) 초 사이에 미션종이를 놓는다.

(3) 대상자들은 적절한 호흡량을 계산하여입으로 촛불을 끄도록한다.

(콧바람도 가능)

(4) 미션종이의 촛불이 꺼지면 미션종이를 개봉한다.

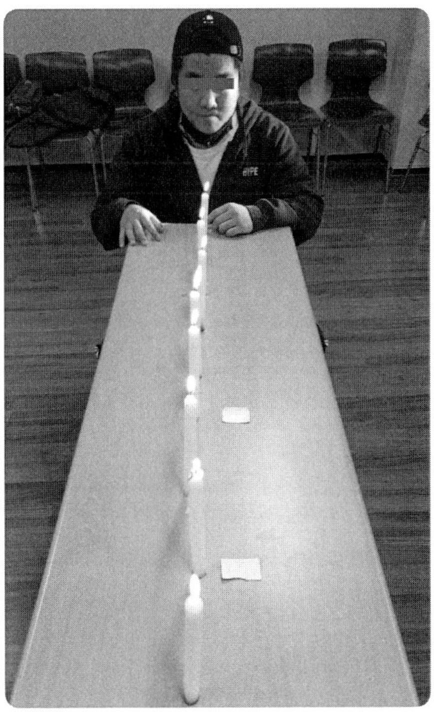

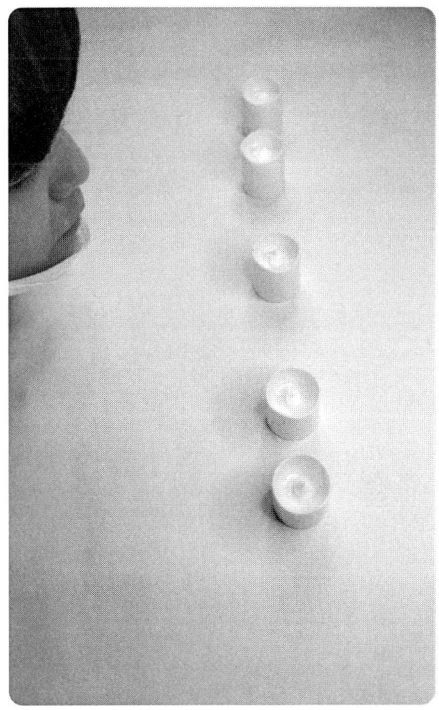

활동 5 풍선불기(나의 폐활량은?)

준비물 초시계, 풍선

(1) 재료를 나누어 준다.

(2) 시작신호와 동시에 풍선을 분다.

(3) 가장 빠르게 풍선을 크게 분 참가자에게 선물을 제공한다.

(4) 호흡, 폐활량에 대해 설명한다.

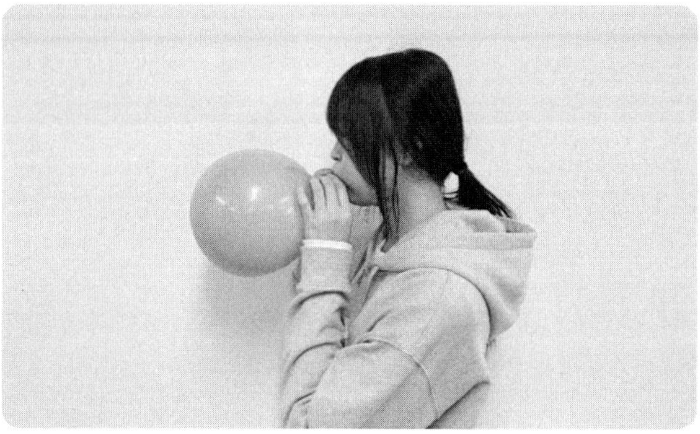

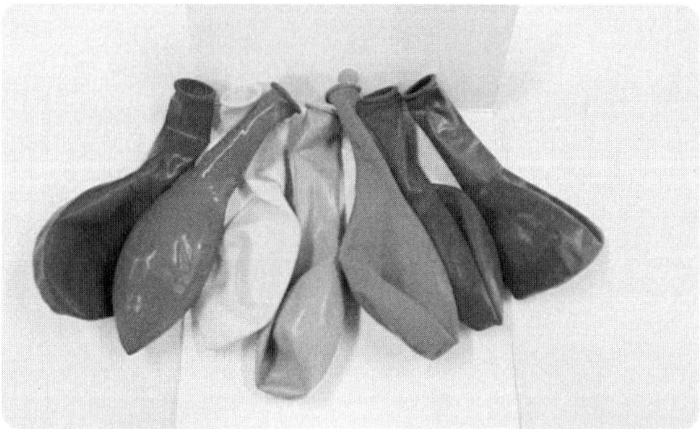

활동 6 베르누이 파이프 만들기

준비물 빨대, 공, 종이컵, 칼

(1) 파이브 만들 재료를 준비한다.

(2) 종이컵 아래에 빨대가 들어갈 수 있도록 칼로 뚫어준다.

(3) 종이컵에 안에 공을 넣어 파이프를 완성한다.

(4) 만든 파이프에 공을 넣어 입으로 불어 올린다.

(5) 원리에 대해 설명한다.

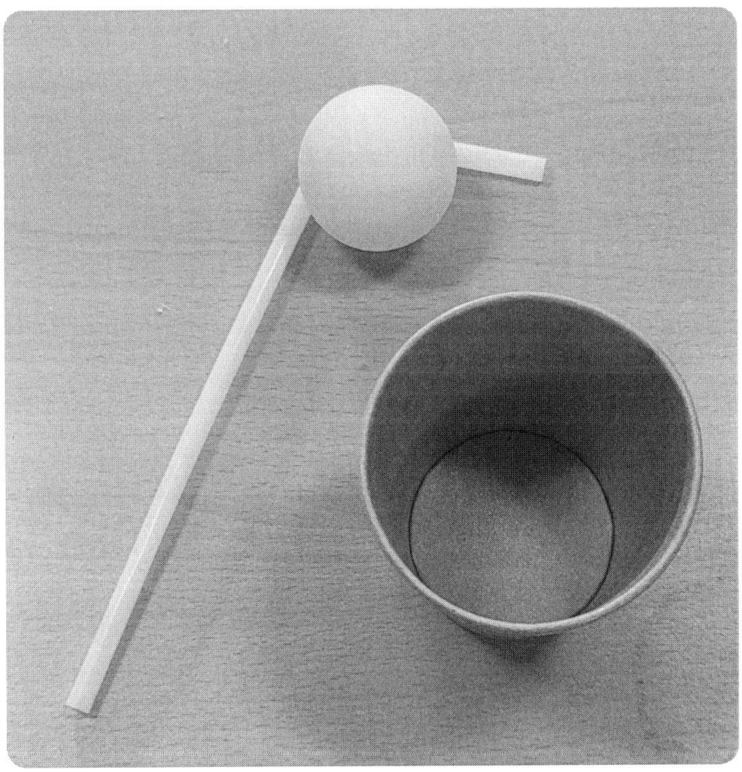

활동 7 폐활량 테스트

준비물 스마트폰

(1) 스마트폰을 준비한다.

(2) 숨을 참고 스마트폰의 0의 숫자를 계속해서 누른다.

(3) 누른숫자를 적어본다.

(4) 나의 폐활량은?

0-69개 : 숨이 가쁘신가요?

70~139개 : 정상이시네요

140~299개 : 특전사 입대~~

300~599 : 그대는 바다물고기

600개이상: 인어아가씨인가요?

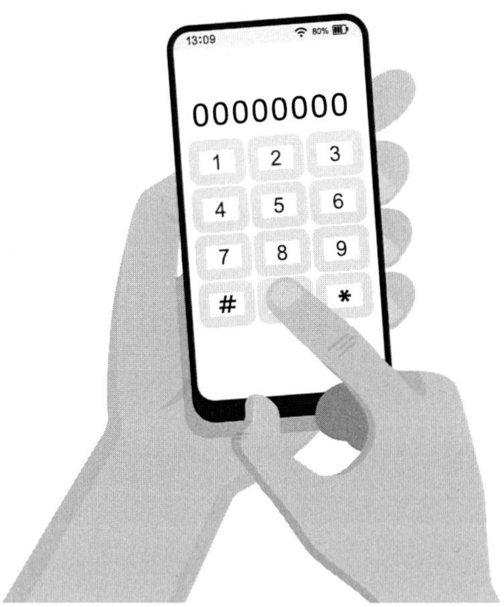

V 체온유지 관리

주제 개요 및 목표

- 체온의 중요성, 체온 문제시 증상과 징후 알기
- 체온 문제환자 처치 방법 알기
- 외부 변화에 따른 체온 변화 관찰하기

학습 목표

다음과 같은 내용을 응급환자관리학 교과목 교재에서 학습할 수 있다.

1. 열 생산 기전에 대해 설명할 수 있다.
2. 열 손실 기전에 대해 설명할 수 있다.
3. 열성장애에 대해 설명할 수 있다.
4. 저체온의 종류에 대해 설명할 수 있다.
5. 동상 환자를 평가하고 중재할 수 있다.
6. 열 요법의 국소적 이용에 대해 설명할 수 있다.
7. 냉 요법의 국소적 이용에 대해 설명할 수 있다.

STEAM 학습 준거

S 과학 ■	T 기술 □	E 공학 □	A 예술 □	M 수학 □

먼저 알고 가요!

● 체온의 정의

- 인체가 신진대사활동을 할 때 발생하는 생산열과 상실열의 차이
- 체온조절중추 : 시상하부
- 체온 균형을 유지하기 위해 신경계, 순환계, 피부, 땀샘(한선), 혹은 떨림기전으로 필요한 변화를 자극시킨다.
- 열생산 : 열은 신체의 대사산물로서 신진대사에 의해 생산되는 것
- 열손실 : 복사(방사), 대류, 전도, 증발의 네 가지 형태를 통해 체외로 손실

● 발열단계

- 발열 : 체온 조절 중추의 기준점이 상승하는 것
- 발열 단계

- 시작기(오한기) : 체온이 상승되기 시작하는 시기로 점차적으로 올 수도 있고 갑자기 상승되기도 한다.
- 발열기(경과기) : 체온의 상승으로 피부 전체가 발열상태가 된다.
- 종식기(해열기) : 상승되었던 체온이 정상으로 하강하여 회복되는 시기

● 열성장애

* 열경련(Heat cramps)

- 골격근에 불수의적인 연축으로 국소적인 경련과 통증이 발생
- 높은 환경온도보다는 개인 상태에 비해 과격한 운동으로 체액상실이 많을 때 혈청 나트륨 양의 저하로 전해질 불균형 상태가 되어 발생

* 열피로(Heat exhaustion)

- 열관련 질환으로 고온의 환경에서 수분이 부족하거나 땀을 많이 흘려 발생

* 열사병(Heat stroke)

- 생명을 위협하는 온열질환
- 일반적으로 체온이 40℃ 이상 오르고 중추신경계 이상소견, 땀이 나지 않는 손상이 발생
- 습도와 온도가 높은 환경에서 발생하기 쉽다.

● 저체온(hypothermia)

- 중심체온이 정상범위 이하로 하강하는 상태로서 흔히 35℃ 이하를 말한다.
- 열 생산의 감소, 열 손실의 증가 또는 두 가지의 복합으로 일어난다.
- 시상하부 온도조절기의 손상에 의해서 나타날 수 있다.

● 동상

- 추운환경에 노출된 부위가 생리적 보상기전이 실패하여 조직의 손상이 발생한 것
- 동결손상(동상)과 비동결 손상(참호족과 동창) 모두를 포함
- 표재성 동상 : 피부의 바깥층에 영향을 미친다.
- 심부성 동상 : 진피와 진피 아래층까지 영향을 미친다.

● 저체온요법

- 비침습적인 저체온 방법 : 비침습적 방법으로 아크틱겔 패드(arcticgel pad)는 50% 이상이 물로 구성된 하이드로겔(hydrogel) 성분으로 환자 가슴과 허벅지 등 체표면의 40%를 덮어 패드(pad) 내부로 차가운 증류수가 순환하여 체온을 설정된 온도로 냉각(cooling)과 재가온(re-warming)한다.

– 침습적인 방법인 혈관내 냉각법(endovascular cooling) : 비침습적인 방법에 비해 체온 조절을 안정되고 편리하게 할 수 있다. 차가운 생리 식염수가 카테터에 있는 balloon 내로 순환하여 환자의 혈액 온도를 떨어뜨려 환자의 체온을 떨어뜨린다.

엉뚱 상상의 세계로!

활동 1 핫팩/아이스팩 적용 후 온도변화 측정하기

- 준비물 : 아이스팩, 핫팩, 체온계

자유롭게 정리해 봅시다.

* 중요 포인트 적어보기

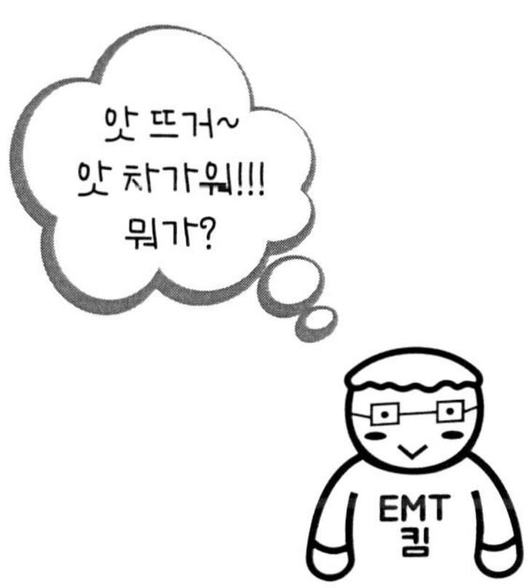

활동 1 핫팩/아이스팩 적용 후 온도변화 측정하기

준비물 아이스팩, 핫팩, 체온계

(1) 체온변화 측정을 위한 물품을 준비한다.

(2) 손 끝, 겨드랑이 등에 아이스팩 또는 핫팩을 적용한다.

(3) 5~10분 정도 후 체온을 측정한다.

(4) 외부환경에 따른 체온변화와 중요성을 설명한다.

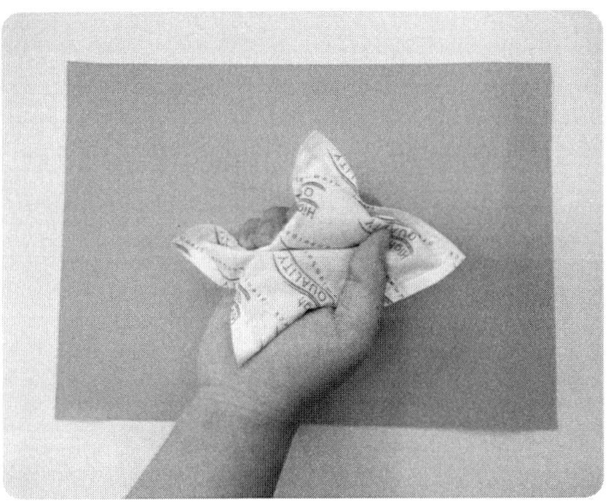

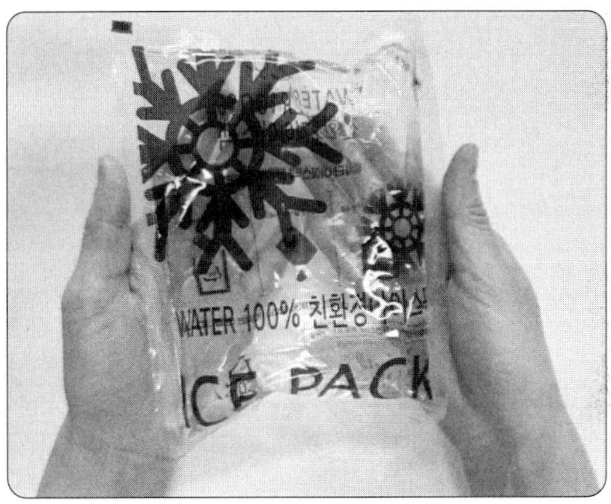

VI 활동과 안위 관리

주제 개요 및 목표

- 신체역학의 기본 원리알기
- 자세법의 종류와 중요성 알기

학습 목표

다음과 같은 내용을 응급환자관리학 교과목 교재에서 학습할 수 있다.

1. 운동의 개념과 신체역학의 기본 원리를 설명할 수 있다.
2. 운동의 종류와 관절 운동의 종류를 설명할 수 있다.
3. 자세법의 기본 지침을 설명할 수 있다.
4. 자세의 종류를 설명할 수 있다.
5. 수면의 생리와 수면의 단계별 특징을 설명할 수 있다.
6. 통증의 정의, 유형, 기전을 설명할 수 있다.

STEAM 학습 준거

S 과학 ■	T 기술 ■	E 공학 ■	A 예술 ■	M 수학 □

먼저 알고 가요!

● 운동이란?

- 체력과 수행력, 건강 등을 개선하거나 유지할 목적으로 여가에 계획적, 구조적, 반복적으로 하는 신체 활동
- 등장성 운동(isotonic exercise) : 근육 긴장이 일정한 형태로 반복되면서 수축과 움직임으로 인해 근육의 길이가 짧아지는 운동
- 등척성 운동(isometric exercise) : 의식적으로 힘을 주어 근육만을 긴장시킴으로써 근육의 강화에는 효과가 있으나 근육의 길이에는 변화가 없으므로 관절 운동과는 관계가 적다.

● 신체역학(Body mechanism) 이란?

- 인간공학용어, 신체의 골격, 근, 내장 등의 각 계통간의 역학적 상호관계가 양호하게 유지되고 있는 상태
- 신체역학의 3요소

- 신체 선열(자세 : body alignment)
- 신체 균형(body balance)
- 통합된(조정된) 신체 동작

● 자세(Position)

– 해부학적 자세(직립자세, anatomical position) : 발바닥을 바닥면으로 하고 눈은 똑바로 앞을 향하고, 팔은 몸의 양 옆에 가지런히 두고 손바닥이 앞을 향하도록 하며, 발끝은 약간 벌린 채 똑바로 서 있는 자세를 해부학적 자세라고 한다.

– 바로누운자세(앙와위, dorsal or supine position) : 등을 바닥면으로 하고 해부학적 자세를 유지한 채 똑바로 누운 자세를 바로누운자세라고 한다.

– 배횡와위(dorsal recumbent position) : 등을 바닥면으로 하고 침상에 누워서 양 팔을 머리 위로 올리고 다리를 약간 벌린 채 발바닥이 침상에 놓여지게 무릎을 구부린 상태를 배횡와위라 하며 돌제거술자세(절석위)가 변형된 자세이다.

– 반앉은자세(Fowler's position, semi-sitting position) : 환자가 침상에 등을 대고 누운 자세에서 침상의 머리부위를 약 45° 올려서 반쯤 앉은 자세를 반앉은자세라고 한다.

– 엎드린자세(복와위, prone position) : 환자가 엎드린 상태에서 머리를 옆으로 돌린 자세, 즉 배로 엎드린 자세를 말한다

– 옆누운자세(측위, lateral recumbent position) : 환자가 옆으로 누운 채 양 팔을 앞으로 하고 무릎과 엉덩관절(고관절, hip joint)을 굽힌 자세를 옆누운자세라고 한다.

– 심스자세(반복위, Sims position) : 심스자세는 옆누운자세와 엎드린자세의 중간쯤 되는 자세로 체중이 어깨와 엉덩뼈(장골)의 앞쪽으로 가도록 반쯤 누운 자세를 말한다.

– 돌제거술자세(절석위, lithotomy position) : 침상에 등을 대고 바로 누운 상태에서 엉덩관절(고관절)과 무릎을 90° 각도로 굽히고 양 다리를 벌린 자세를 돌제거술자세라고 한다.

– 무릎가슴자세(슬흉위, knee-chest position) : 양쪽 무릎을 꿇고 가슴과 머리를 침상 바닥에 댄 상태에서 무릎을 세우고 엉덩이를 올린 자세를 무릎가슴자세라고 한다.

– 잭나이프자세(Jackknife position) : 침상에 엎드린 자세에서 머리와 다리 부위를 낮추는 대신 볼기부위(둔부)를 높게 조절하여 항문 부위가 노출되게 하는 자세를 일반적으로 잭나이프자세(Jack-knife position)라고 한다.

– 트렌델렌부르크자세(Trendelenburg's position) : 등을 대고 바로 누운 상태에서 다리 부분을 45° 정도 높이고 머리쪽을 낮게 한 자세를 트렌델렌부르크자세라고 하며 일명 쇼크 자세라고도 한다.

● 수면이란?

– 인간의 기본 욕구이며 의식의 상대적 휴지상태, 즉 개인이 환경을 지각하고 반응하는 의식이 저하된 상태

– 수면 주기 : 수면의 순환적 특성을 조절하는 중추는 뇌줄기(뇌간)에 위치한 그물활성계(RAS, reticular activating system)와 숨뇌(연수)의 동시활성부위(BSR, bulbar synchronizing region)이다.

* 빠른눈운동(REM, rapid eye movement) 수면
  - 깨어있는 상태와 비슷하며 이를 가수면상태(paradoxical sleep)라고 한다.

* 비급속안구운동(NREM, non-rapid eye movement) 수면
  - 눈운동이 빠르지 않은 상태의 수면
  - 1단계는 전체 수면시간의 5~10%
  - 2단계는 40~45%를 차지하는데 가벼운 수면이라서 비교적 쉽게 깬다.
  - 3단계와 4단계는 각각 전체 수면시간의 10% 정도씩 차지하는 깊은 수면 단계이며, 델타(delta) 수면이라고 한다.

● 통증이란?

– 신체조직의 손상으로 유발된 감각과 감정의 불쾌한 경험 모두를 의미

– 통증 기전

* 수용 : 통증 경험의 신경생리학적 구성요소의 첫 단계

  통증 유발 물질은 브라디키닌(bradykinin)과 프로스타글란딘(prostaglandin) 외에도 세로토닌(serotonin), 히스타민(histamine), 물질 P(substance P), 아세틸콜린(acetylcholin) 등이 있다.

* 통증감각 : 신경통로를 따라 전달

* 조절 : 통증조절 인자는 엔도르핀(endorphin), 엔케팔린(enkephalin), 디놀핀(dynorphin)

엉뚱 상상의 세계로!

활동 1 봇짐장수 놀이(균형잡기) 머리에 물건 올리고 행동하기
- 준비물 : 책, 수건, 초시계, 바구니

활동 2 발로 신문지 접고 안으로 들어가기
- 준비물 : 신문지, 매트, 책, 초시계

활동 3 벽대고 밀어보기(일어나보기 - 중심 잡기)
- 준비물 : 편안한 복장

활동 4 눈가리고 소리에 따라 방향가기
- 준비물 : 안대, 초시계, 깔때기

활동 5 보자기 활용하여 삼각건 해보기
- 준비물 : 보자기, 테이프

활동 6 나처럼 요렇게(중심 잡기)
- 준비물 : 편안한 복장, 초시계

활동 7 중심 잡기
- 준비물 : 초시계

활동 8 다리 들고 링에 고리 던지기
- 준비물 : 링고리대

자유롭게 정리해 봅시다.

* 중요 포인트 적어보기

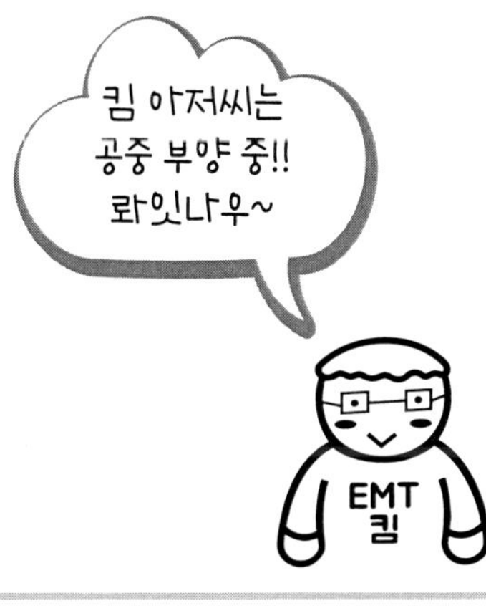

활동 1 봇짐장수 놀이(균형잡기) 머리에 물건 올리고 행동하기

준비물 책, 수건, 초시계, 바구니

(1) 봇짐장수 놀이를 위한 물품을 준비한다.

(2) 일정한 자리에 위치한 후 물품을 머리에 올려놓는다.

(3) 여러 가지 미션(예-다리 들기, 앞으로 손 내밀기)을 수행하도록 한다.

(4) 균형잡기를 마무리한다.

(5) 정렬과 균형에 대해 설명한다.

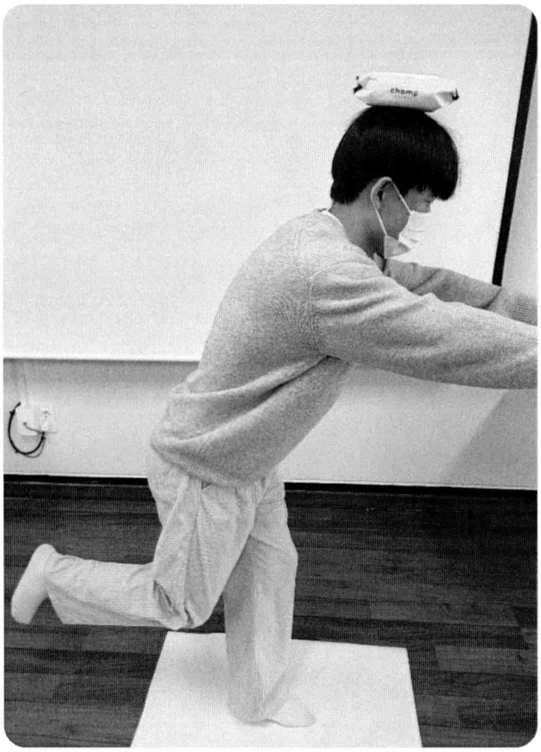

활동 2 발로 신문지 접고 안으로 들어가기

준비물 신문지, 매트, 책, 초시계

(1) 균형잡기 놀이를 위한 물품을 준비한다.

(2) 신문지를 일정한 자리에 위치시킨 후 올라간다.

(3) 미션을 주면서 신문지 접기와 자세변화를 실시한다.

(4) 미션(예-한 발만 이용하기)을 주면서 신문지 접기와 자세 변화를 실시한다.

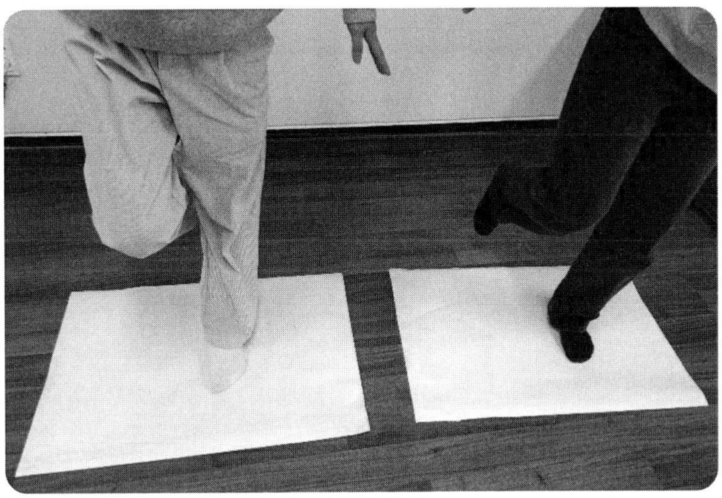

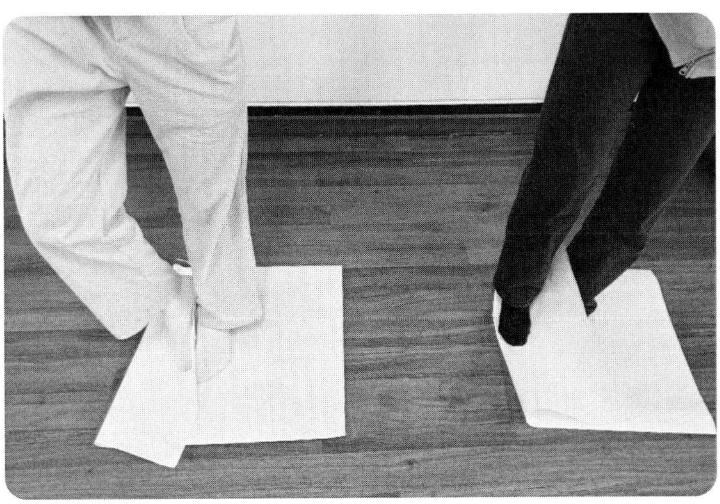

활동 3 벽대고 밀어보기(일어나보기-중심 잡기)

준비물 편안한 복장

(1) 두 명씩 짝을 이루도록 한다.

(2) 균형잡기 게임을 위해 기대만 한 곳을 선정한다

(3) 등을 기대며 무게중심을 뒤쪽에 둔다.

(4) 한 명이 이마를 살짝 누른다.

(5) 등을 기대고 있는 사람이 일어나 보도록 한다.

(6) 균형잡기를 마무리한다.

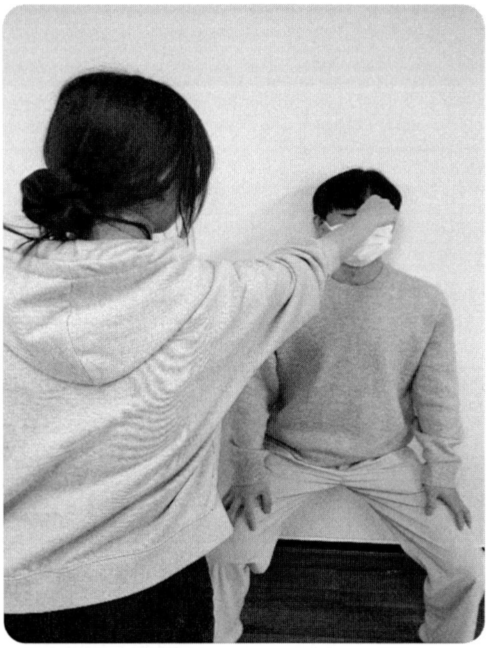

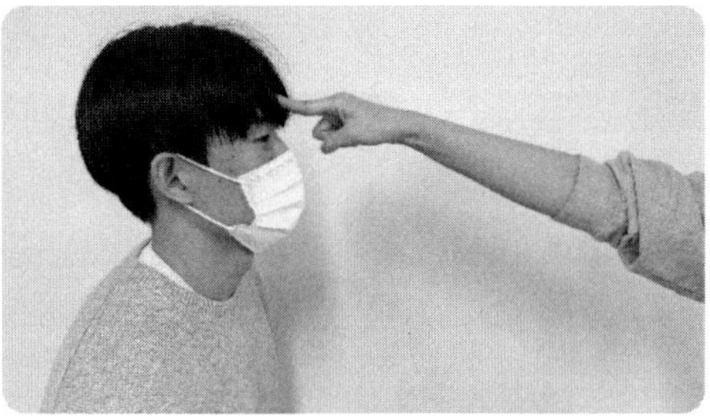

활동 4 눈가리고 소리에 따라 방향가기

준비물 안대, 초시계, 깔때기

(1) 위치 잡기 게임을 위하여 장애물(깔때기)을 바닥에 배치시킨다.

(2) 두 명이 한 조가 되도록 짝을 이룬다.

(3) 한 명은 안대를 착용하여 눈을 가리고 출발 준비를 한다.

(4) 다른 한 명이 소리를 내며 길을 안내한다.

(5) 방향 잡기를 마무리한다.

(6) 청각의 중요성에 대해 설명한다.

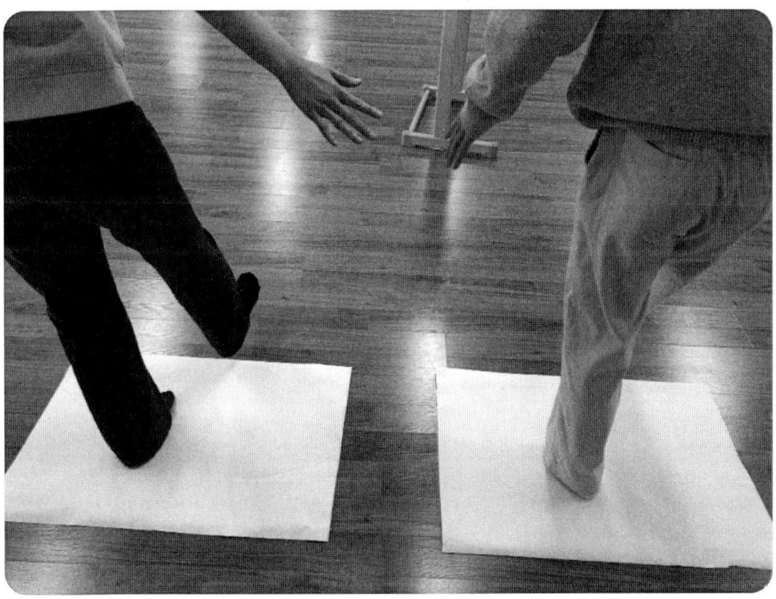

활동 5 보자기 활용하여 삼각건 해보기

준비물 보자기, 테이프

(1) 적절한 사이즈의 보자기를 준비한다.

(2) 삼각건접기를 해본다.

(3) 보자기를 활용하여 팔걸이를 해본다.

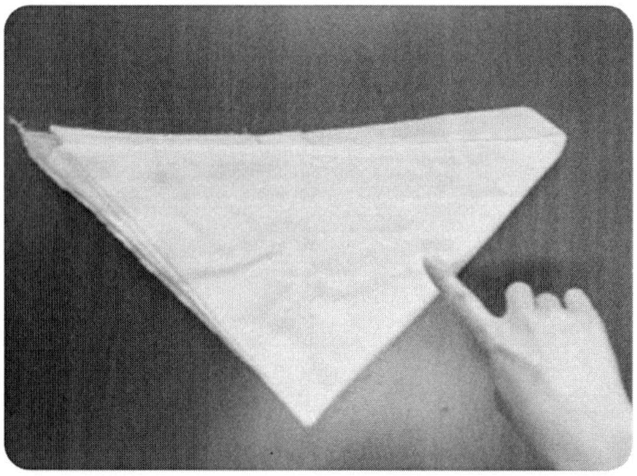

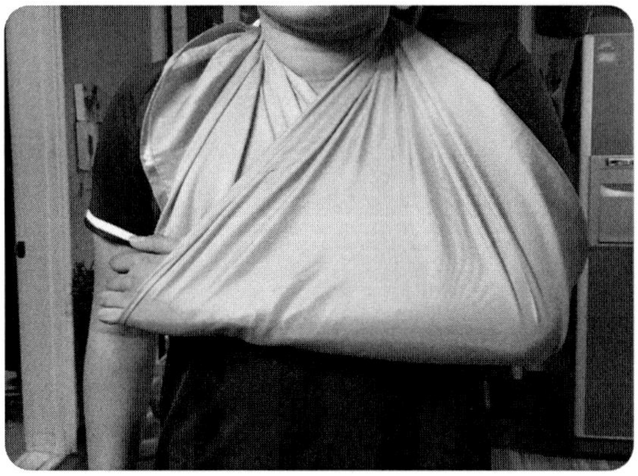

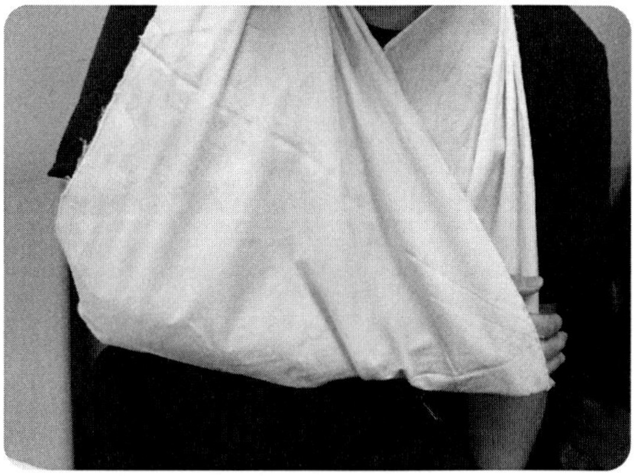

활동 6 나처럼 요렇게(중심 잡기)

준비물 편안한 복장, 초시계

(1) 편안한 복장으로 갈아입는다.

(2) 신호와 함께 평평한 벽에 몸을 최대한 그림과 같이 기대여 본다.

(3) 오래 기댄 사람을 찾는다.

(4) 정렬과 균형에 대해 설명한다.

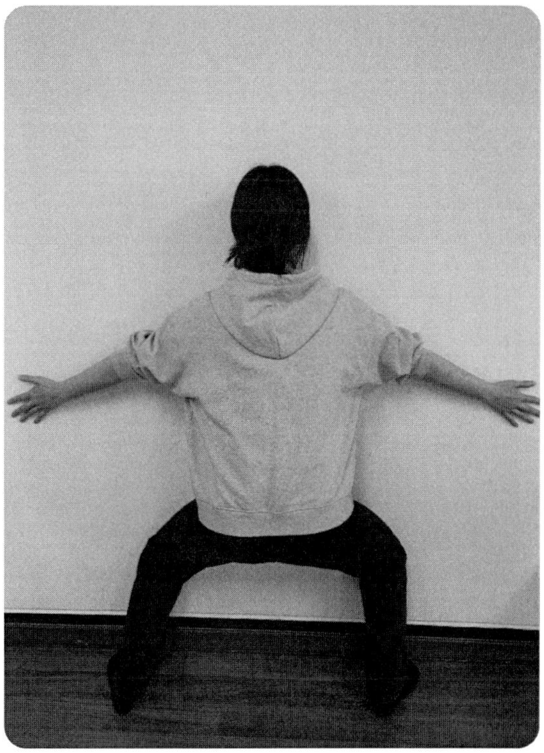

활동 7 중심 잡기

준비물 초시계

(1) 일정한 거리를 두고 코끼리 코를 준비한다.

(2) 신호와 동시에 코끼리 코를 15회 실시한다.

(3) 중심을 잡아보도록 한다.

(4) 균형, 정렬에 대해 설명한다.

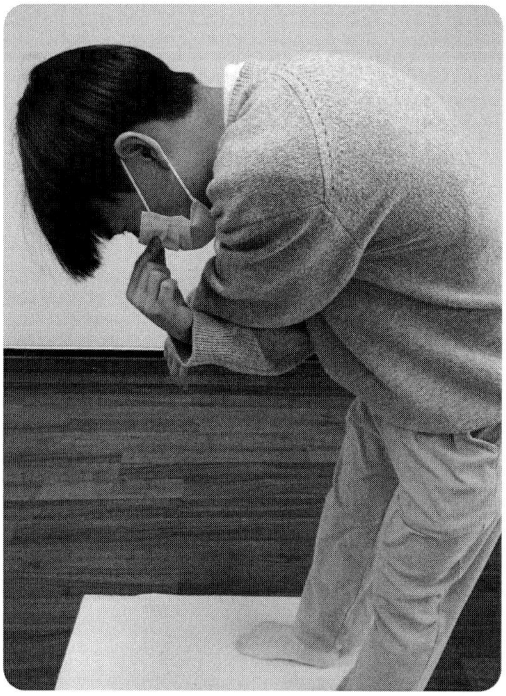

활동 8 다리 들고 링에 고리 던지기

준비물 링고리대

(1) 원목링 게임을 위하여 고리와 일정한 거리를 두고 두 다리를 바닥에 붙인다.

(2) 신호와 동시에 링을 고리에 던진다.

(3) 원목링 게임을 위하여 고리와 일정한 거리를 두고 다리를 든다.

(4) 신호와 동시에 링을 고리에 던진다.

(5) 두 가지 방법에 따른 균형과 정렬에 대해 설명한다.

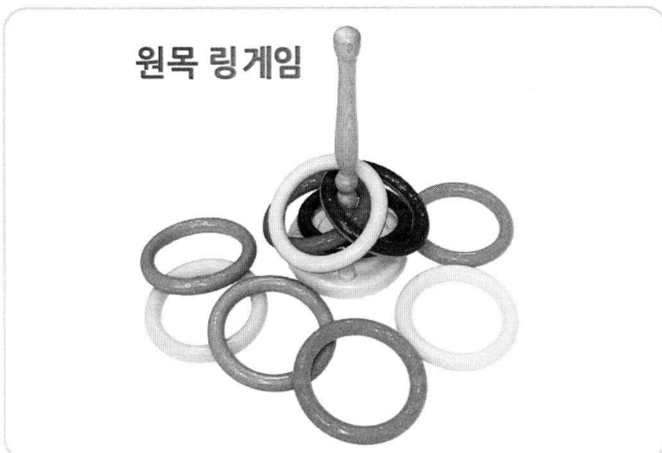

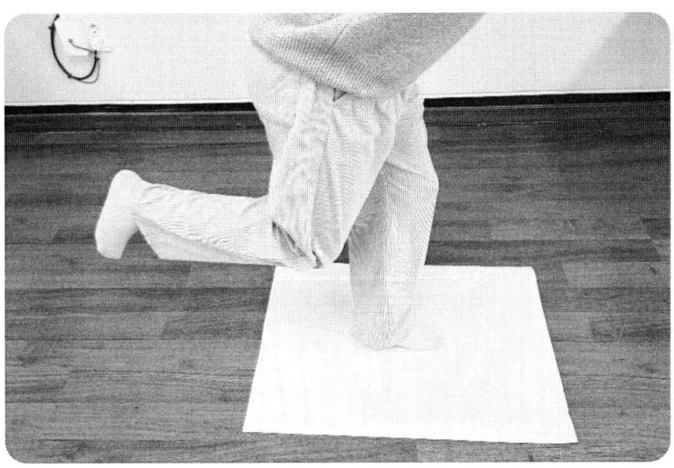

VII 수분과 전해질 관리

주제 개요 및 목표

- 수분과 전해질에 대해서 알기
- 산, 알칼리 균형 이해하기

학습 목표

다음과 같은 내용을 응급환자관리학 교과목 교재에서 학습할 수 있다.

1. 수분과 전해질의 기능과 분포 및 조성을 설명할 수 있다.
2. 수분의 조절기전을 설명할 수 있다.
3. 산 · 알칼리 균형의 조절기전을 설명할 수 있다.
4. 수분과 전해질 불균형의 원인을 설명할 수 있다.

STEAM 학습 준거

S 과학 ■	T 기술 ■	E 공학 ■	A 예술 ■	M 수학 □

먼저 알고 가요!

- 수분이란?

– 사람 체중의 약 60%를 차지

– 세포내액(intracellular fluid, ICF) : 총 수분의 약 75%를 차지

– 세포외액(extracellular fluid, ECF) : 총 수분의 약 25%를 차지

  - 사이질액(간질액, interstitial fluid) 75% 차지
  - 혈장(plasma water) 25% 차지

– 혈관 내에 있는 혈장은 총 수분의 5% 정도에 지나지 않는다.

- 전해질 분포

* 나트륨(sodium, Na^{+}) : 수분의 균형유지, 신경자극의 전도 및 근육수축과 관련. 135~145 mEq/L

* 칼륨(potassium, K^{+}) : 신경–근육 흥분과 근육수축을 조절하며, 글리코겐 생성, 단백질 합성 및 산–알칼리 불균형 교정 시에 필요. 3.5~5.5 mEq/L

* 칼슘(calcium, Ca^{++}) : 골격, 혈장, 세포에 저장되고, 세포막의 통합성과 구조, 적절한 심장전

도, 혈액응고, 뼈의 성장과 생성에 필요하며, 갑상샘(갑상선)과 부갑상샘(부갑상선)의 작용에 의해 조절된다.

* 마그네슘(magnessium, Mg^{++}) : 효소활동, 신경 화학활동 및 근육의 흥분성에 중요하며, 콩팥(신장) 배출과 부갑상샘(부갑상선)호르몬 작용에 의해 간접적으로 조절된다. 1.5~2.5 mEq/L

* 염소(chloride, Cl^{-}) : 세포외액에 있는 양이온과 균형을 이루는 것으로 콩팥(신장)을 통해 조절된다.

* 중탄산염(bicarbonate, HCO_3^{-}) : 화학적 알칼리 완충제로 세포내액과 외액에 존재. 22~26 mEq/L

* 인산염(phosphate, PO_4^{-}) : 세포내액과 세포외액에 존재하는 완충성 음이온으로, 칼슘과 결합하여 뼈와 치아의 성장과 유지에 관여

● 산-알칼리 불균형

- 호흡성 산증 : 동맥내 이산화탄소 농도 상승, 탄산 과잉 및 수소 이온 농도의 증가가 나타나며, 호흡을 억제하는 상태이거나 과소 호흡으로 인한다
- 호흡성 알칼리증 : $PaCO_2$ 감소와 수소 이온 농도의 감소가 특징인 비정상 상태이다.
- 대사성 산증 : 일차적인 수소 이온의 증가와 중탄산염(HCO_3^{-})의 감소로 인해 세포외액 내 수소이온 농도가 증가 되어 일어나며 그 원인은 다양하다.
- 대사성 알칼리증 : 중탄산염(HCO_3^{-})의 증가와 신체 내의 산이 감소된 상태로 대개 구토로 인해 발생된다.

● 정맥용법

- 수액과 다른 물질은 순환계의 정맥 내로 주입하는 것을 말한다.
- 콜로이드용액(교질액) : 단백질, 다른 고분자량의 분자를 포함한 수액을 말한다.

  ✔ 혈장단백(plasmanate)

  이는 단백질을 함유한 콜로이드용액(교질액)인데 주요 단백질은 알부민으로 생리식염수에 다른 단백질들과 함께 용해되어 있다. 병원 전 단계의 응급처치에서는 거의 사용되고 있지 않지만 일부 응급치료 전문가들은 저혈액성 상태 특히 화상 쇼크의 치료에 혈장단백을 선호한다.

  ✔ 저염 알부민

  인체의 알부민만을 함유하고 있으며 1 gm의 알부민은 물 18 mL를 혈류 내로 끌어들일 수 있다.

  ✔ 덱스트란

단백질이 아니고 거대한 당분자로 알부민과 유사한 삼투성 속성을 갖고 있다. 혈장단백만큼 효과적이지는 않지만 저혈액성 쇼크의 치료에 보조제로서 효과적이다.

- 헤타스타치(Hetastarch, Hespan)

  덱스트란과 같이 당분자로 단백질과 유사한 삼투성 속성을 갖고 있다. 헤타스타치의 교질성 성질은 인체 알부민과 매우 유사하므로 저혈액성 쇼크, 특히 화상 쇼크의 치료에 효과적이다.

  – 결정질용액(정질액) : 물과 전해질만을 함유하고 있다. 이 물질들은 세포막을 쉽게 통과하여 확산한다. 정질액은 병원 전 정맥요법 시 사용되는 일차적 제제이다.

- 등장성 용액

  등장성 용액은 혈장과 전해질 구성이 유사한 용액으로 보통 심각한 수분이나 전해질의 이동이 없는 탈수 환자에게 사용된다.

- 고장성 용액 : 고장성 용액은 세포보다 고농도를 말한다.

- 저장성 용액

  세포보다 저농도인 용액을 말한다. 정상적인 수분상태의 환자에게 이 용액을 주입하면 세포 외부로부터 수분이 세포 내부로 들어오게 된다.

- 락테이트 링거액(Hartmann's solution)

  저혈액성 쇼크의 처치에 가장 흔히 사용되는 정맥주사액이다. 등장성 용액으로 NaCl, KCl, $CaCl_2$, sodium lactate가 물속에 포함되어 있다.

- 생리식염수(Normal Saline)

  전해질 용액으로 물 속에 NaCl이 포함되어 있고 세포외액과 등장액이다.

- 5% 포도당액(5% dextrose in water)

  강력한 체액 보충이 필요한 경우가 아니면 5% 포도당액이 자주 사용된다. 저장성 포도당 용액으로 약물의 정맥투여에 필요한 정맥로를 유지하기 위해 사용되고 세포 대사작용에 필요한 칼로리를 제공한다.

엉뚱 상상의 세계로!

활동 1 물 맞추어보기

- 준비물 : 여러 회사 물(알칼리수), 종이컵

활동 2 탄산음료 맞추기

- 준비물 : 탄산음료, 종이컵, 안대

활동 3 복불복(음료, 매운 것, 신 것, 단 것 준비) 표정짓기

- 준비물 : 복불복 음료, 체온계, 비타민, 사탕(신거, 단거, 쓴거, 향이 강한 것), 목캔디, 호올스, 아이셔, 맥박산소측정기

활동 4 나의 감각은?

- 준비물 : 비타민, 사탕(신거, 단거, 쓴거, 향이 강한 것), 목캔디, 호올스, 아이셔, 맥박산소측정기

활동 5 나만 믿어봐

- 준비물 : 물, 바가지, 안대, 음료

자유롭게 정리해 봅시다.

* 중요 포인트 적어보기

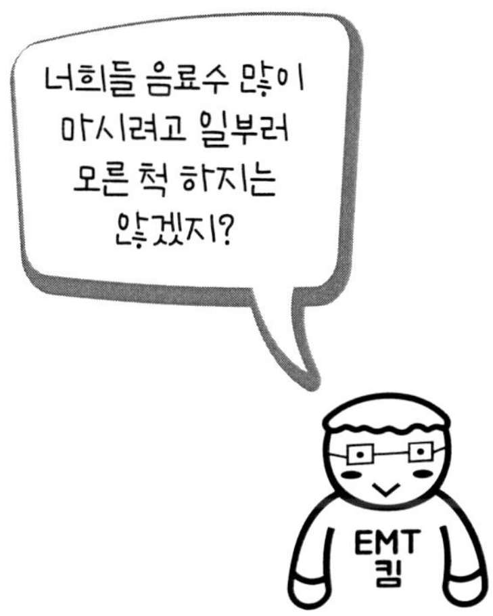

활동 1 물 맞추어보기

준비물 여러 회사 물(알칼리수), 종이컵

(1) 체온조절과 관련된 음료(물)를 준비한다.

(2) 종이컵에 각각 물을 담는다.

(3) 음료(물)를 시음한다.

(4) 음료(물)의 특징을 이야기해 본다.

(5) 알칼리가 많은 물에 대해 설명한다.

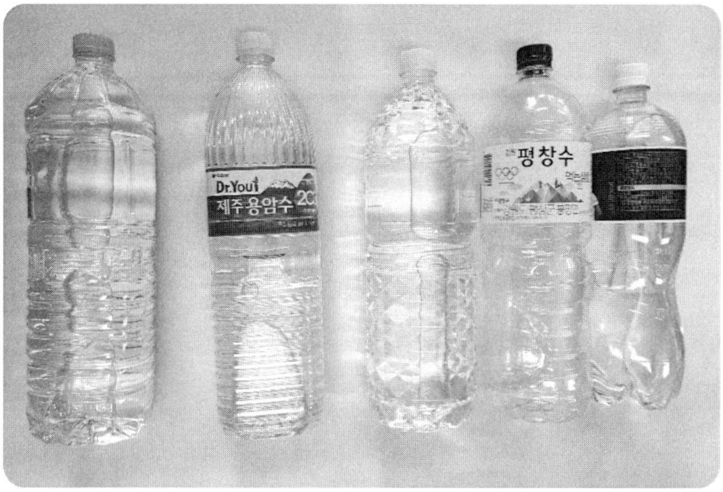

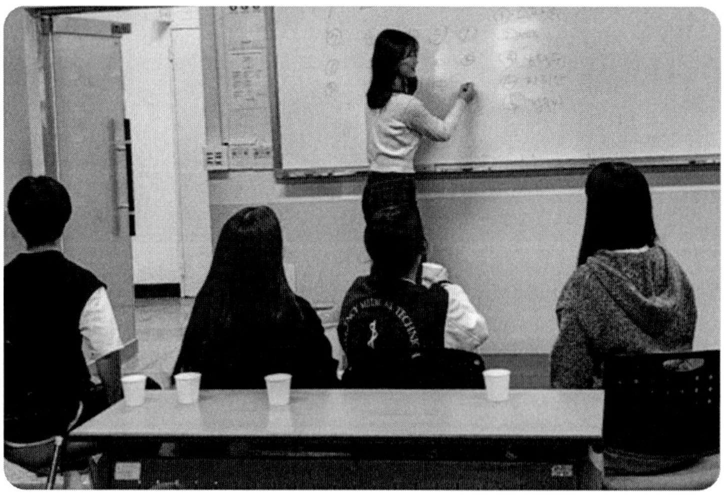

활동 2 탄산음료 맞추기

준비물 탄산음료, 종이컵, 안대

(1) 여러가지 탄산음료를 준비한다.

(2) 종이컵에 각각 음료를 담고 시음한다.

(3) 눈을 감고 음료를 다시 시음한다.

(4) 음료의 특징을 이야기해 본다.

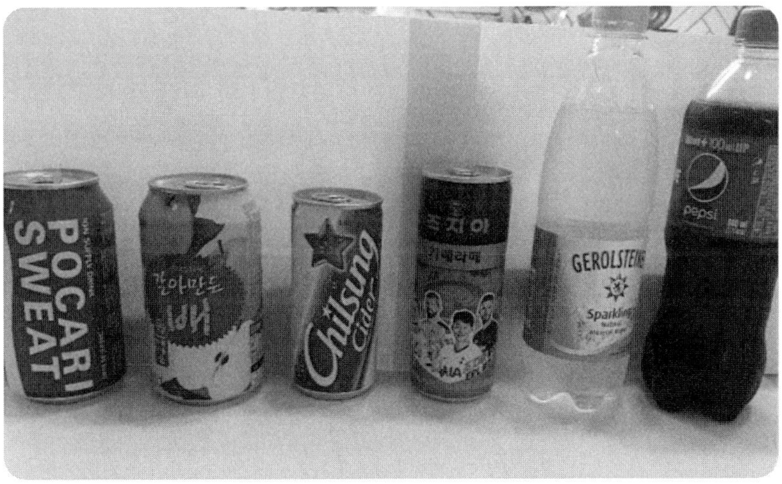

활동 3 복불복(음료, 매운 것, 신 것, 단 것 준비) 표정짓기

준비물 복불복 음료, 체온계

(1) 복불복 게임을 위한 음료를 준비한다.

(2) 블라인드로 컵에 음료를 담아놓는다.

(3) 음료 섭취를 한 대상자의 표정 변화를 확인한다.

(4) 활력징후 변화를 확인한다.

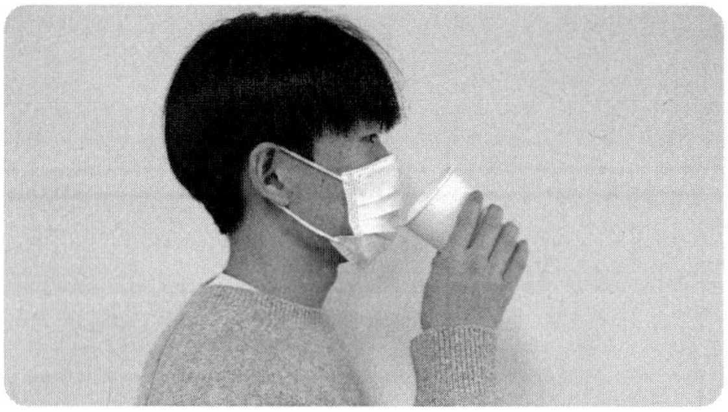

활동 4 나의 감각은?

준비물 비타민, 사탕(신거, 단거, 쓴거, 향이 강한 것), 목캔디, 호올스, 아이셔, 맥박산소측정기

(1) 게임을 위한 물품을 준비한다.

(2) 테이프로 가린 비타민 가루 또는 사탕 등을 먹는다.

(3) 대상자가 섭취 후 표정 변화, 활력징후의 변화를 관찰한다.

(4) 감각에 대한 중요성을 설명한다.

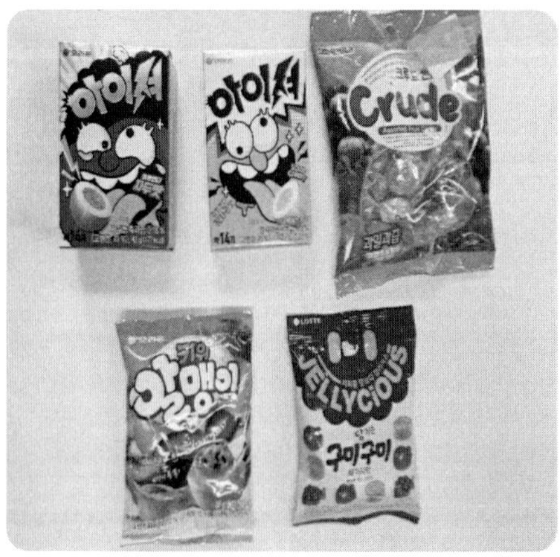

활동 5 나만 믿어봐

준비물 물, 바가지, 안대, 음료

(1) 물품을 준비한다.

(2) 두 명이 한조가 되고 앞사람이 물 뚜껑을 개봉하고 눈을 가린다.

(3) 뒷사람은 바가지를 들고 위치를 잡은 후 안대를 착용한다.

(4) 신호와 함께 앞사람이 바가지에 물을 붓는다.

(5) 바가지의 물 양을 측정한다.

(6) 측정 후 물의 양이 많은 조에게 음료를 준다.

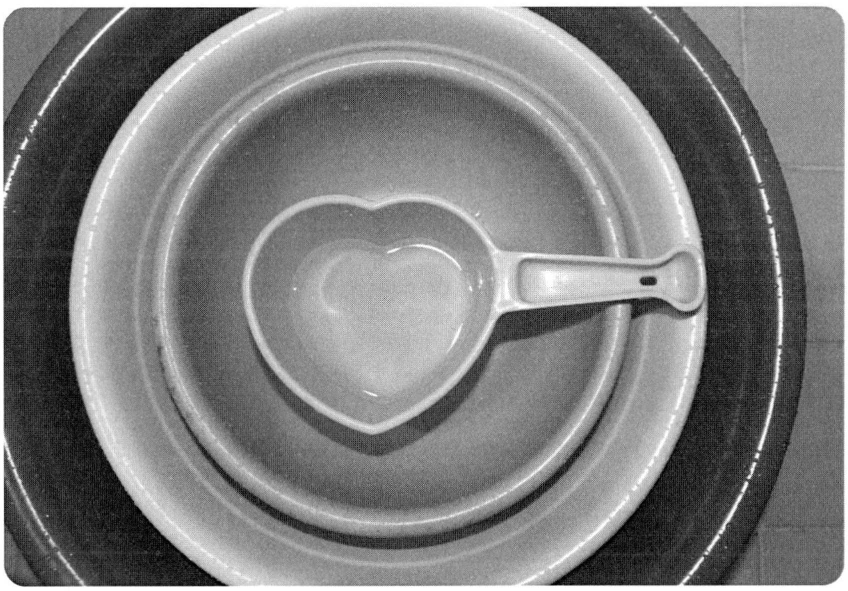

VIII 배설 관리

주제 개요 및 목표

- 배설에 대해 이해하기
- 배뇨, 배변의 중요성에 대해 알기

학습 목표

다음과 같은 내용을 응급환자관리학 교과목 교재에서 학습할 수 있다.

1. 비뇨기계의 해부 · 생리에 대하여 설명할 수 있다.
2. 배뇨장애에 대하여 설명할 수 있다.
3. 배뇨를 돕는 방법을 설명할 수 있다.
4. 배변의 기전에 대하여 설명할 수 있다.
5. 배변장애에 대하여 설명할 수 있다.
6. 배변을 돕는 방법을 설명할 수 있다.

STEAM 학습 준거

S 과학 □	T 기술 □	E 공학 □	A 예술 □	M 수학 □

먼저 알고 가요!

● 배뇨장애

- 원인으로는 감염이 가장 흔하며, 여성인 경우 남성과는 다르게 요도의 길이가 짧고 요도가 항문에 가까이 있어서 대장균에 감염이 쉽게 일어난다
- 다뇨(polyuria) : 하루 배뇨량이 2,500 mL 이상으로서 콩팥요세관(신세뇨관, renal tubule)에서 수분이 재흡수 되지 않거나 체내 호르몬의 불균형에 의하여 다량의 소변이 배출되는 경우를 말한다.
- 소변감소(핍뇨, oliguria) : 소변의 배설량이 수분섭취량보다 현저히 감소된 상태로 시간당 배뇨량이 30 mL 이하이거나 하루 총 배뇨량이 100~400 mL 이하인 상태를 말한다.
- 무뇨(anuria) : 하루 배뇨량이 100 mL 이하인 경우이다. 소변감소와 무뇨는 적은 수분섭취, 급만성콩팥기능상실(신부전), 심한 심장기능상실(심부전), 수혈의 부작용, 화상, 쇼크에 의해 발생할 수 있다.
- 빈뇨 : 상보다 자주 배뇨를 하는 상태로서 하루 10회 이상 배뇨를 하거나 밤에 2회 이상의 배뇨

를 할 때를 말한다.
- 소변못참음 : 요의를 강하게 느끼는 것을 말한다.
- 소변찔끔증 : 본인의 의사와 관계없이 소변이 요도 밖으로 흘러나오는 증상으로 방광 내 압력이 요도저항보다 높아지게 될 때 발생하며 소변을 적절히 통제하는 능력이 소실된 것이라 할 수 있다.
- 유뇨증 : 생후 만 2년 6개월이 지나서도 소변을 제대로 가리지 못하는 현상이 반복되는 경우를 말한다.
- 야간뇨(야뇨증, nocturia) : 밤에 자면서 잠자리에 소변을 보는 경우를 말한다.

● 단순도뇨법(straight catheterization)
- 소변정체로 팽만되어 있는 방광의 압력을 감소시키기 위한 일시적인 배뇨를 위한 목적뿐만 아니라 살의 상처로 자연 배뇨 시 소변으로 오염될 우려가 있는 경우에도 시행한다.
- 내진 또는 아랫배 수술 전 방광을 비우거나, 배뇨 후 방광에 남아 있는 잔뇨량을 측정하고, 무균적으로 소변을 받아 검사하기 위해 시행된다.

● 유치도뇨법(indwelling catheterization)
- 계속적인 배뇨를 위한 유치도뇨법은 폴리카테터(foley catheterization) 또는 정체도뇨관(retention catheterization)이라고도 한다.
- 목적은 자연배뇨가 불가능하여 장기간 도뇨가 필요한 경우나 아랫배나 비뇨기계 수술 시 방광의 팽창을 막기 위함이다.
- 방광 내의 세척이나 약물을 주입하고 시간당 소변량이나 24시간 소변량을 측정하기 위함이다.

● 배변장애
- 설사(diarrhea) : 수분이 과하게 많은 대변을 배출하고, 배변의 횟수가 많아지는 것을 말한다.
- 변비(constipation) : 작고, 건조하고, 단단한 변이 배출되거나 또는 일정기간 동안 변의 배출이 없는 경우를 말한다.
- 대변막힘(분변매복, fecal impaction) : 곧창자나 잘록창자 내에 딱딱하게 굳은 상태로 덩어리져 있는 대변이 가득 차 있어서 들어가지도 나가지도 않는 것을 말한다.

● 관장(enema)
- 청결관장(cleansing enema) : 배출관장창자 내에 용액을 주입하는 것으로 창자를 깨끗이 비우고자 하는 행위를 말한다.
- 정체관장(retention enema) : 약물 등의 용액을 창자 내에 일정 시간 머무르게 하여 치료를 하는 이 있다.

자유롭게 정리해 봅시다.

* 중요 포인트 적어보기

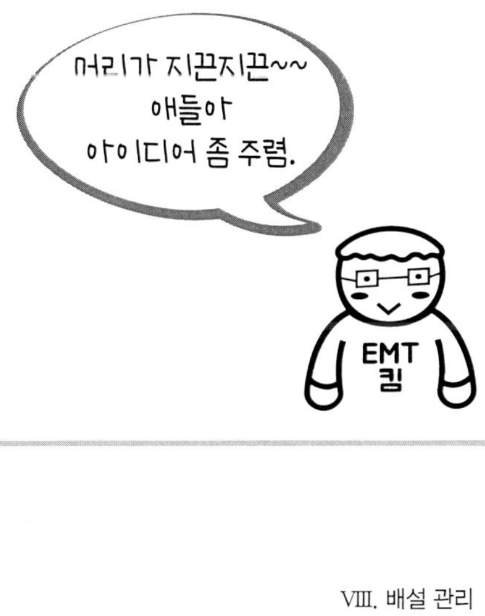

IX 투약 관리

주제 개요 및 목표

- 배설에 대해 이해하기
- 배뇨, 배변의 중요성에 대해 알기

학습 목표

다음과 같은 내용을 응급환자관리학 교과목 교재에서 학습할 수 있다.

1. 투약의 6가지 기본 원칙을 설명할 수 있다.
2. 약물의 처방종류와 형태를 설명할 수 있다.
3. 약물의 투여 경로를 설명할 수 있다.
4. 약물 작용에 영향을 미치는 요인을 설명할 수 있다.
5. 약물의 남용과 오용에 대해 설명할 수 있다.
6. 경구 투약과 비경구 투약의 목적과 장 · 단점을 설명할 수 있다.
7. 각 주사방법[진피내(피내)주사, 피부밑(피하)주사, 근육주사, 정맥주사]의 목적, 장 · 단점, 부위, 용량, 투여 방법에 대해 설명하고 시행할 수 있다.
8. 정맥요법의 부작용을 설명할 수 있다.

STEAM 학습 준거

S 과학 ■	T 기술 ■	E 공학 ■	A 예술 ■	M 수학 □

먼저 알고 가요!

● 투약이란?

– 질병의 치료, 질병예방, 건강증진을 목적으로 약물을 이용하여 치료하는 것

● 약물의 작용

– 치료적 효과(therapeutic effect) : 약물의 치료적 효과 또는 그 기대효과는 그 약물이 의도한 바람직한 효과이며 처방 시 기대되는 1차적 효과 또는 그 약물이 처방되어지는 이유를 말한다.

– 부작용(side effect) : 의도하지 않았던 효과로서 치료 작용에 불필요한 작용

– 독작용(toxic effect) : 신체건강에 해를 일으키는 것으로 과량 복용하거나 외용약을 내복한 경우 또는 대사나 배설 장애로 인한 약물의 체내 축적효과로 인해 초래

– 과민증 또는 약물 알레르기(hypersensitivities, drug allergy) : 약을 투여했을 때 이미 감작된 약물에 대한 면역학적 반응이 나타나는 것

- 약물내성(drug tolerance) : 약물을 계속해서 투여할 때 특정 약물에 대한 생리작용이 저하됨으로써 점차 약효가 감퇴하여 약 용량을 증가시키지 않으면 치료적 효과를 얻지 못하는 경우
- 축적효과(cumulative effect) : 약물을 계속 투여할 때 약의 흡수에 비해 배설 또는 해독이 늦어지는 경우에 이전의 약물이 혈중 또는 조직에 축적되어 증강반응을 초래
- 비특이성 반응(idiosyncratic effect) : 약물에 대한 어떤 개인에게 비정상적인 예기치 않은 반응을 나타내는 것
- 약물상호작용(drug interaction) : 두 가지 이상의 약물을 동시 또는 전후에 병용투여 시 병용한 약물 상호 간의 작용으로 한 가지 또는 두 가지 약 모두의 효과가 변화되는 것
- 의원성 질환(iatrogenic disease) : 의학적 치료과정 중 뜻밖에 발생되는 질병으로 약물치료로 인하여 우발적으로 초래
- 약물오용(drug misuse) : 설사약, 제산제, 비타민제, 진통제, 기침약 등 흔히 사용되는 약물들이 환자에 의해 스스로 처방되거나 과용됨으로써 급만성의 독작용이 초래되는 것을 말한다.
- 약물남용(drug abuse) : 지속적 또는 산발적으로 과용하는 것을 말하며 알코올, 각성제, 카페인, 진정제 등의 약물을 부적절하게 복용하는 것으로 약물남용 여부는 사회규범에 따라 결정되기도 한다.

  ✔ 약물 의존성(drug dependence)

  어떤 약물을 복용하고자 하는 욕구나 의존성이 강한 것을 말한다. 의존성에는 생리적 의존과 심리적 의존의 형태가 있는데 이들은 각기 따로 나타날 수도 있고 두 가지가 복합적으로 나타날 수도 있다.

  ✔ 약물 습관성(drug habituation)

  심리적 의존성의 가벼운 형태에 해당되는 것으로 어떤 약물을 복용하는 습관이 있어서 그 약물의 복용 후에는 기분이 좋아지는 것을 느끼는 것으로 그 약물이 건강에 해를 끼치더라도 그 약물의 복용습관을 계속하려는 경향이 있다.

- 정맥 내 투약 주입 속도 계산

  ✔ 시간당 mL수의 계산

  전체 주입 mL=X mL

  총 주입시간 시간

  ✔ 분당 방울수의 계산

  1분간 방울 수=전체 주입량 × mL당 방울 수(또는 drip factor)

  총 주입시간(분)

● 진피내(피내) 주사(Intradermal injection)

- 진피내(피내) 주사는 표피 바로 밑에 있는 피부의 진피층에 약물을 투여하는 방법이다.
- 목적 : 투베르쿨린 반응 검사나 BCG 예방접종 시 또는 약물에 대한 과민반응의 유무를 확인하기 위한 피부반응 검사 시 사용된다.

● 피부밑(피하) 주사(Subcutaneous injection)

- 피부밑(피하) 주사는 피부밑(피하) 조직 속으로 약물을 투여하는 방법이다.
- 예방백신, 수술 전 처치 약물들, 마약, 인슐린, 헤파린 등이 있다.
- 목적 : 근육주사보다 흡수가 느려 작용이 오래가도록 하며 경구투여가 불가능한 환자나 금식환자, 무의식 환자, 경구투여보다 신속한 약물의 흡수와 작용이 필요한 경우 소화에 의해서 파괴되는 약물을 투여하기 위하여 사용된다.

● 근육 주사(Intramuscular injection)

- 근육 주사는 근육조직 속으로 약물을 투여하는 방법이다.
- 근육은 피부밑(피하)조직 보다 혈관 분포가 많기 때문에 근육 주사는 피부밑(피하) 주사보다 흡수효과가 빠르나 신경과 혈관 손상의 위험성이 높으며 고름형성, 괴사, 지속적인 통증, 뼈막염(골막염, periostitis), 아나필락시스, 감염 등 합병증이 있을 수 있다.
- 목적 : 신속한 약의 효과를 얻고 경구투여가 불가능한 경우에 시행하며 피부밑(피하) 주사로는 잘 흡수되지 않는 약과 정맥으로 주사할 수 없는 약을 투여하기 위해 또 자극성이 있는 약을 깊이 주사하기 위해서 사용된다.

● 정맥 내 투약(Intravenous medication)

- 정맥 내 투약은 환자의 혈관 속으로 직접 투여되기 때문에 신속한 효과를 볼 수 있으며 신속한 응급처치가 요구되는 상황에서 응급구조사들이 흔히 수행하는 업무라 할 수 있다.
- 목적 : 혈액 검사물을 채취하고, 정맥을 통해 1회 약물을 주입하며, 장기 정맥요법을 위해 정맥 내의 투여 경로를 확보하기 위해서 사용된다.

엉뚱 상상의 세계로!

활동 1 수수깡으로 앰플따기 연습하기

- 준비물 : 수수깡, 칼, 사인펜, 테이프

활동 2 아이스크림으로 앰플따기 연습하기

- 준비물 : 아이스크림(뽕따, 더위사냥)

활동 3 초콜릿으로 앰플따기 익혀보기

- 준비물 : 막대초콜릿, 각진 초콜릿

활동 4 앰플따기 연습하기

- 준비물 : 연습용 앰플, 알코올 솜, 손 세정제, 폐기물통

자유롭게 정리해 봅시다.

* 중요 포인트 적어보기

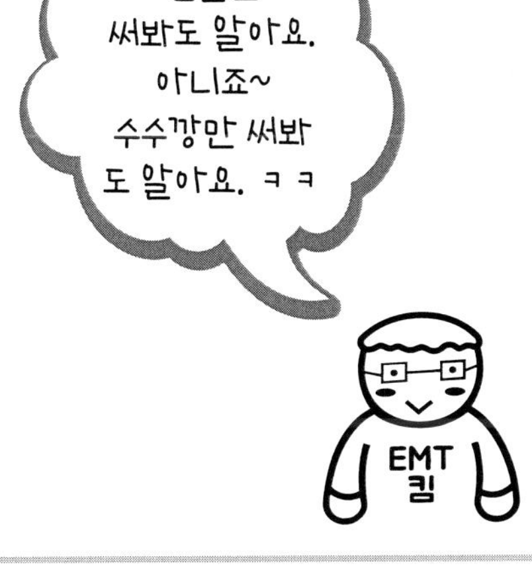

활동 1 수수깡으로 앰플따기 연습하기

준비물 수수깡, 칼, 사인펜, 테이프

앰플따기
(수수깡)

(1) 앰플따기 연습을 위한 물품을 준비한다.

(2) 수수깡을 여러 가지 길이로 만든 후 붙인다.

(3) 수수깡 끝부분에 사인펜으로 선을 그은 후 칼로 흠집을 낸다.

(4) 앰플따기 연습을 한다.

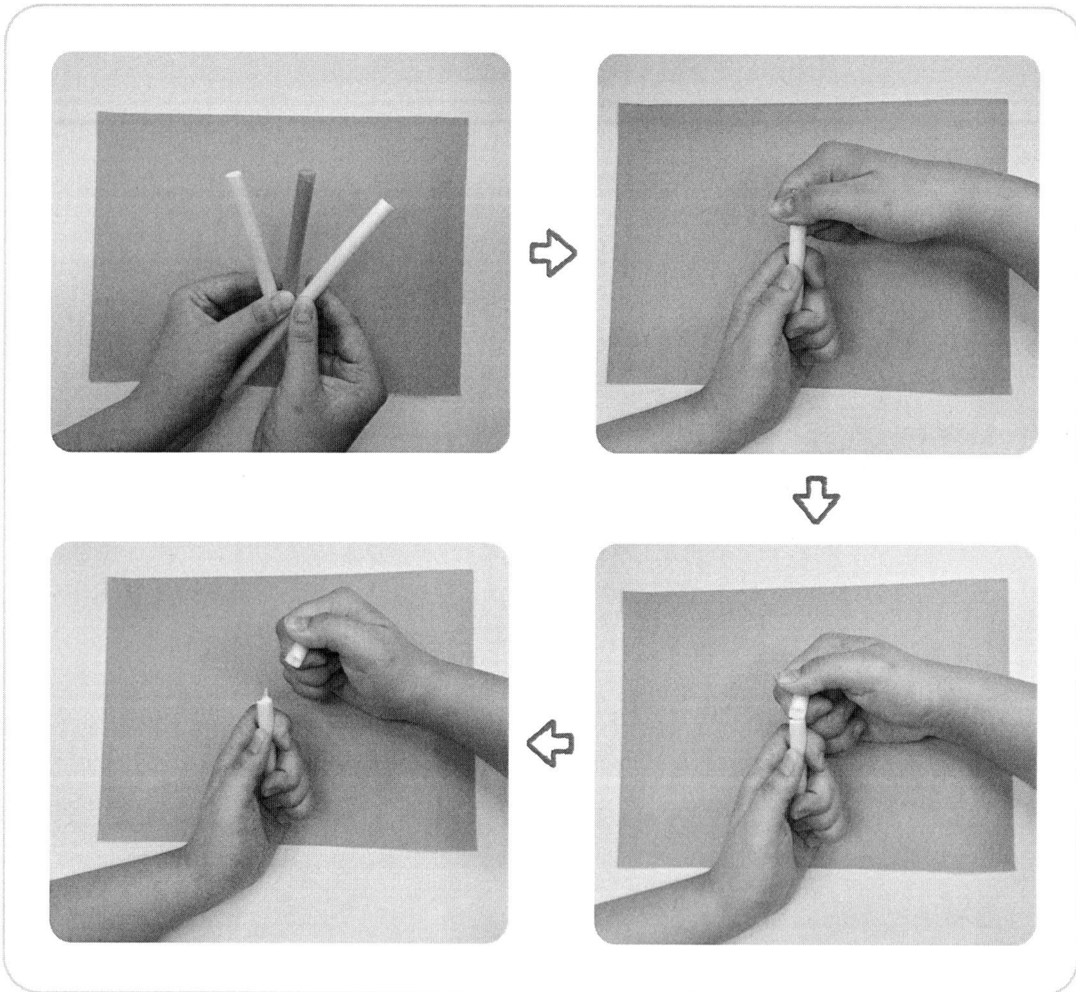

활동 2 아이스크림으로 앰플따기 연습하기

준비물 아이스크림(뽕따, 더위사냥)

(1) 앰플따기 연습을 위한 물품을 준비한다.

(2) 아이스크림 꼭지(목), 또는 중간부분을 반대로 꺾어 떼어낸다.

(3) 아이스크림을 맛있게 먹는다.

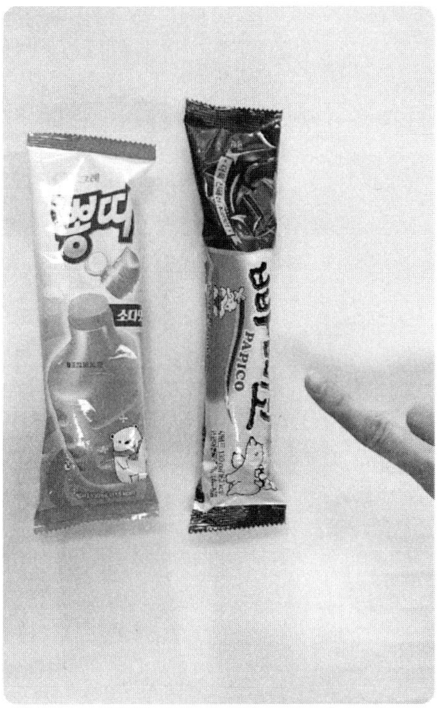

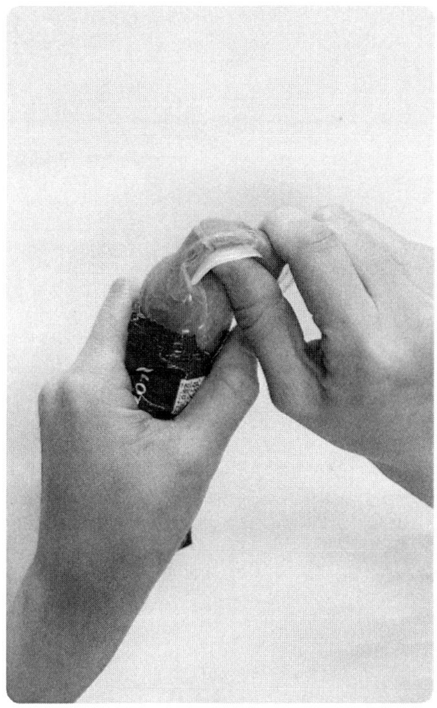

활동 3 초콜릿으로 앰플따기 익혀보기

준비물 막대초콜릿, 각진 초콜릿

앰플따기
(초콜릿 활용)

(1) 초콜릿을 준비한다.

(2) 초콜릿 포장지를 벗긴 후 내용물을 손으로 만져본다.

(3) 초콜릿 간격을 확인후 일정하게 힘을 주어 분리해 본다.

(4) 일정한 간격으로 분리되었는지 확인한다.

(5) 앰플일 경우를 가정하여 생각해본다.

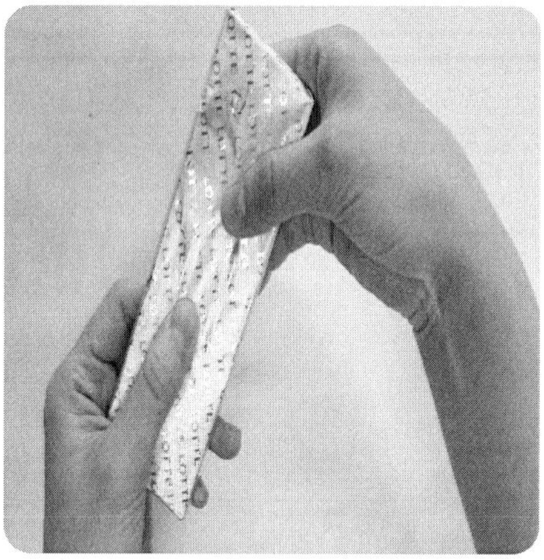

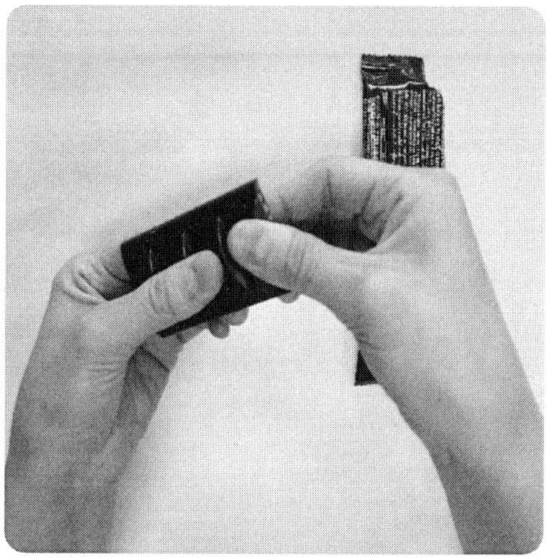

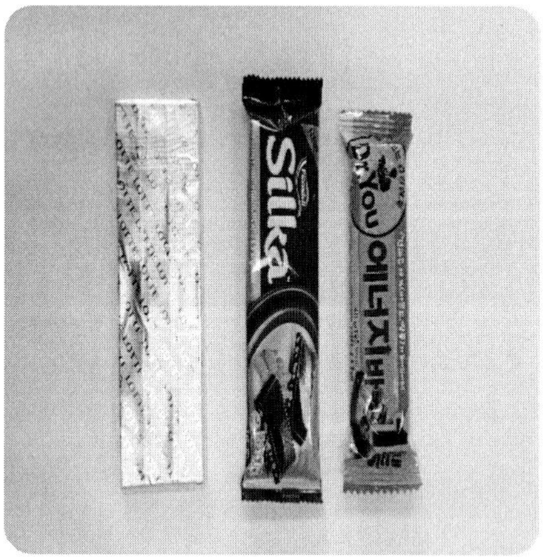

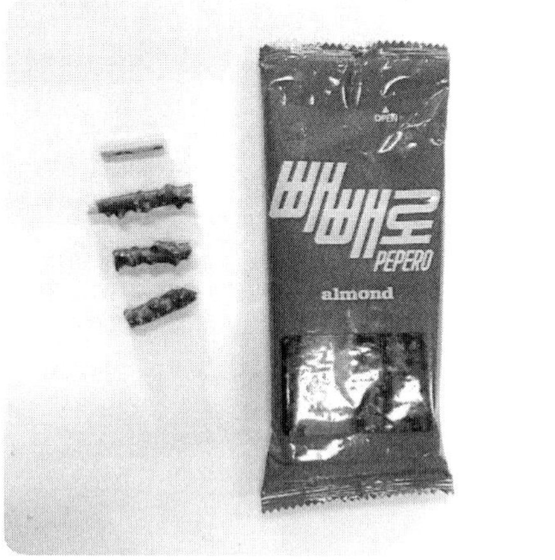

활동 4 앰플따기 연습하기

준비물 연습용 앰플, 알코올 솜, 손 세정제, 폐기물통

앰플따기

(1) 앰플따기 연습을 위한 물품을 준비한다.

(2) 손을 닦는다.

(3) 알코올 솜으로 앰플 목 부분을 잡은 후 점이 표시된 반대 방향으로 꺾는다.

(4) 앰플을 폐기물통에 안전하게 버린다.

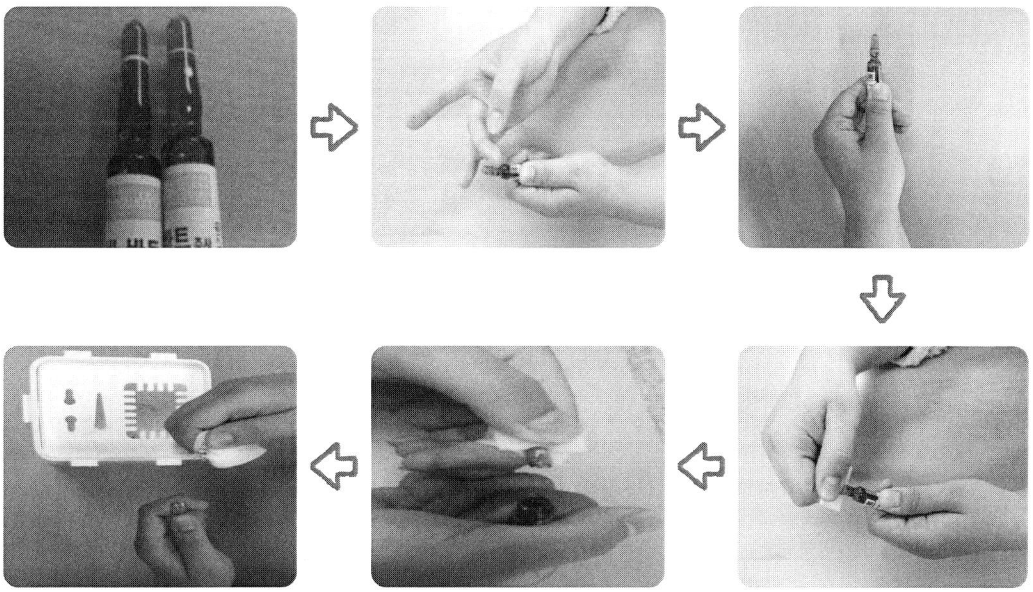

X 응급수술 관리

주제 개요 및 목표

• 수술대상자 환자 준비하기
• 수술기구 알아가기

학습 목표

다음과 같은 내용을 응급환자관리학 교과목 교재에서 학습할 수 있다.

1. 수술의 유형을 설명할 수 있다.
2. 수술대상자에게 위험을 미치는 영향을 설명할 수 있다.
3. 기본 수술기구를 설명할 수 있다.
4. 수술 후 대상자 상태를 평가하고 관리를 설명할 수 있다.

STEAM 학습 준거

S 과학 □	T 기술 □	E 공학 □	A 예술 □	M 수학 □

먼저 알고 가요!

● 마취의 유형

* 전신마취(general anesthesia)

– 마취제를 정맥 내 주사나 근육주사로 투입하거나 마스크나 기관 내 삽관을 통해 흡입함으로써 이루어진다.

– 보호적 반사가 상실되고 뇌의 각성중추(awareness center)의 작용이 차단되어 전신마취 작용인 기억 상실, 진통, 최면, 이완현상이 일어난다.

* 국소마취(local anesthesia)

– 인지신경을 억제하여 인지신경이 지배하는 신체의 일부에 대한 신경전도를 억제하여 통각의 전달을 화학적으로 차단하여 얻는 마취효과로 환자의 의식이 있으므로 불안을 감소시키기 위해 진정제를 투여하기도 한다.

* 국부마취(regional anesthesia)

– 신체 특정 부위의 인지신경을 주행 도중에 차단하여 통각전달을 방해함으로써 감각을 상실시

키며 환자의 의식은 여전히 남아있는 상태이다.

– 척수마취, 경질막바깥(경막외) 마취, 신경차단 등과 같은 여러 방법이 이용

● 수직매트릭스 봉합(꿰맴)

– 상처의 벌림을 위한 유용한 방법으로

– 이 봉합(꿰맴)법은 팔꿈치, 손등과 같이 상처의 모서리가 잘 찢어지거나 접히는 약한 피부가 있는 부위에서 유용하며 한 번의 봉합(꿰맴)으로 심부와 표층부를 모두 꿰맬 수 있으므로 상처의 사강을 없애기 위해 흡수성 봉합사로 심부봉합(꿰맴)을 해야 하지만 분리해서 꿰매어 충분히 깊지 않아 곤란한 상처의 경우 이 봉합(꿰맴)이 적합하다.

엉뚱 상상의 세계로!

활동 1 설명하고 동의서 받아보기

- 준비물 : 수술동의서 양식, 펜

활동 2 수술기구 이해하기

- 준비물 : 외과용 수술기구, 펜, A4용지

자유롭게 정리해 봅시다.

* 중요 포인트 적어보기

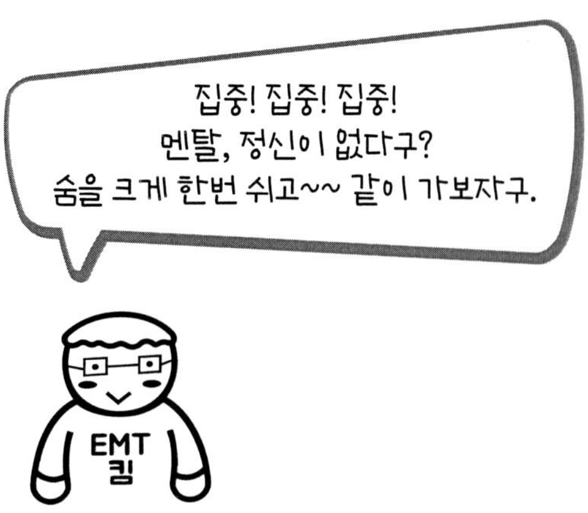

활동 1 설명하고 동의서 받아보기

준비물 수술동의서 양식, 펜

(1) 두 명이 한 조를 이루어 환자와 의료진 역할을 맡는다.

(2) 수술 상황에 맞는 동의서 양식을 준비한다.

(3) 환자 역할을 하는 대상자에게 수술 시 중요사항들을 상황에 맞게 설명 후 동의서를 직접 받아본다.

(4) 동의서의 중요성에 대해서 설명한다.

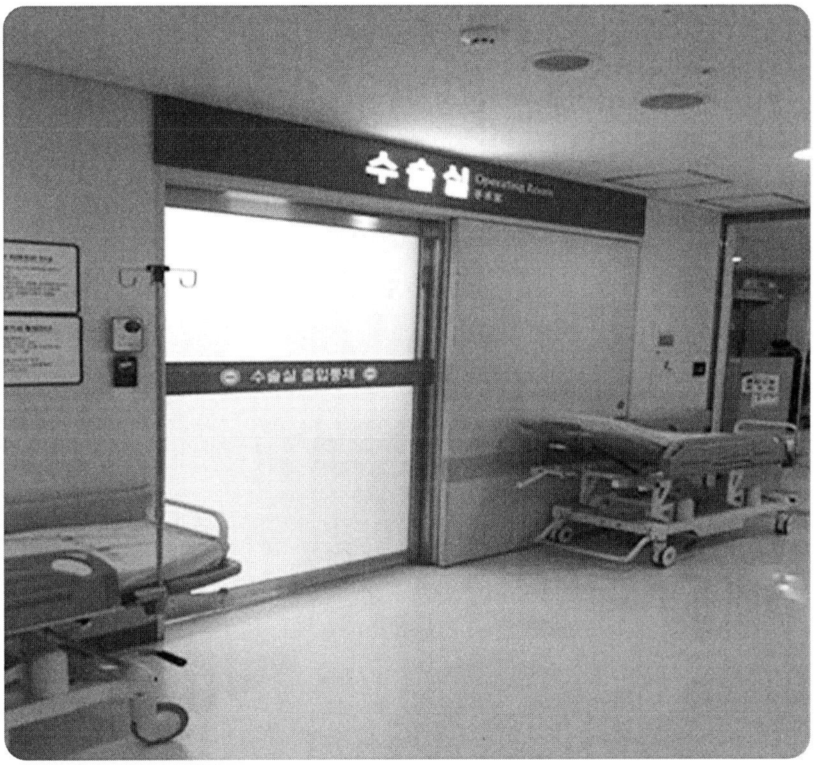

수술 및 마취 동 의 서

병록번호　　진 료 과

성 명　　성별/나이

☐ 외래 ☐ 중환자실 ☐ 병동(호실)

수 술 / 시 술 / 검 사 명	
시 행 (예 정) 일	

■ 환자의 현재 상태 및 특이사항

☐ 특이사항 없음 ☐ 고혈압 ☐ 당뇨 ☐ 심장질환(심근경색증 등) ☐ 신장질환(부종 등)

☐ 결핵 ☐ 간질환 ☐ 알레르기 ☐ 호흡기질환(기침 가래 등) ☐ 갑상선질환

☐ 복용중인 약물 ☐ 과거 수술 및 마취경험 ☐ 기타( )

■ 수술에 대한 설명

1. 목적 및 필요성

2. 과정 및 방법

3. 수술중이나 수술 후의 발현가능한 후유증 및 합병증

4. 수술을 하지 않았을 때의 결과

5. 시행가능 한 다른 방법

■ 마취에 대한 설명

1.마 취 방 법

□ 전신 □ 척추 □ 경막 외 마취 □ 상완 신경총 차단 □ 기타( )

2. 목적 및 필요성

- 전신마취: 의식소실을 포함하여 무통각, 근육이완을 유도하여 수술이 가능한 상태로 만듦
- 부위마취: 상지/하지 수술에서 국소마취제를 이용하여 신체 일부의 감각 및 운동을 차단

3. 과정 및 방법

- 전신마취: 활력징후 확인→정맥마취제/근이완제 등 투여→기도삽관→마취기에 의한 기계호흡
- 척추마취 및 경막 외 마취-옆으로 눕거나 앉은 자세에서 등(척추강)에 주사바늘을 위치시킨 후 마취제 투여
- 상완 신경총 차단 - 겨드랑이, 쇄골 위 신경다발 주위에 바늘을 위치시킨 후 마취제 투여

4. 발현가능한 부작용 및 합병증

- 전신마취: 폐렴, 무기폐, 인후통, 쉰목소리, 치아손상, 심근경색, 뇌출혈, 기저질환 악화 등
- 부위마취: 시술부위의 감염, 출혈 및 혈종, 저혈압, 호흡곤란, 경막 천자 후 두통, 요저류, 감각이상 등

5. 마취방법의 변경 가능성

수술 준비 중 환자의 상태에 따라 부득이하게 마취방법이 변경될 수 있습니다. 다만, 이에 따라 환자 또는 대리인에게 추가로 설명하여야 할 사항이 있는 경우에는 수술 시행 전에 이에 대하여 설명하고 동의를 얻습니다.

6. 기타사항

- 환자의 치아상태가 불량(풍치, 흔들림, 보철 상태)하여 전신 마취 시 기관 삽관 과정에서 흔들림이 심해지거나 발치될 수 있습니다.(흡인 가능성에 따른 인위적 발치 포함)

본인은 본인(또는 상기환자)에게 행하여질 (수술, 시술, 마취, 검사, 수혈)의 목적 및 필요성, 과정, 예상되는 합병증과 후유증, 미시행시 예상되는 결과 및 대안에 대하여 자세한 설명을 의사로부터 들었습니다. 따라서 불가항력적으로 또는 환자의 특이체질로 인하여 합병증 또는 우발적 사고가 일어날 수 있다는 것을 이해하였으므로, 만일 우발적인 사고 시 의학적 처리 등 제반사항을 귀 병원에 위임하기로 하며 주치의의 지시와 판단에 협조할 것을 서약하면서 상기(수술, 시술, 마취, 검사, 수혈)를 서면으로 동의합니다.

20 년 월 일(시 분)

담 당 의 사 (설명의사) (서 명)

□ 환자성명(또는 대리인 성명):	(자필서명) (관계:)
□ 주 소:	
□ 연락처:	□ 생년월일:

환자 이외 대리인이 서명하게 된 사유	대리인 개인정보 수집이용 동의
□ 환자본인이 보호자에게 동의권을 위임함 □ 환자의 신체 정신적인 장애로 인하여 설명내용에 대하여 이해하지 못함 □ 미성년자로서 설명내용에 대하여 이해하지 못함 □ 설명하는 것이 환자의 심신에 중대한 나쁜 영향을 미칠 것으로 생각됨 □ 기타( ) □ 전화동의(환자의 의식이 없고 환자보호자 현장 부재 시)	□동의함 □동의하지 않음 서명 - 개인정보의 수집 이용 목적 : 환자상태에 대한 연락 - 수집하려는 개인정보의 항목 : 전화번호 - 개인정보의 보유 및 이용기간 : 진료기록의 보유기간과 동일 - 귀하는 개인정보의 수집 이용에 동의를 거부할 수 있으며, 동의거부 시 환자상태 변화로 인한 긴급한 연락이 되지 않 을 수 있습니다. 이점 양지하시기 바랍니다.

활동 2 수술기구 이해하기

준비물 외과용 수술기구, 펜, A4용지

(1) 외과용 수술 기구 등을 준비한다.

(2) 각각의 외과용 수술 기구를 설명 듣고, 종이에 기구들을 적어본다.

(3) 외과용 수술기구 사진들을 같이 보면서 수술기구들을 설명한다.

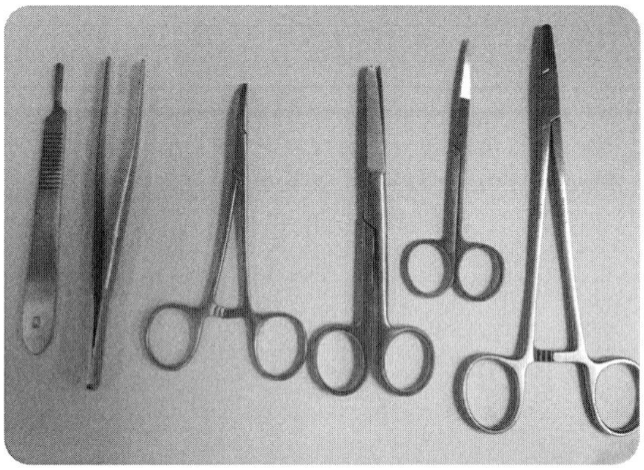

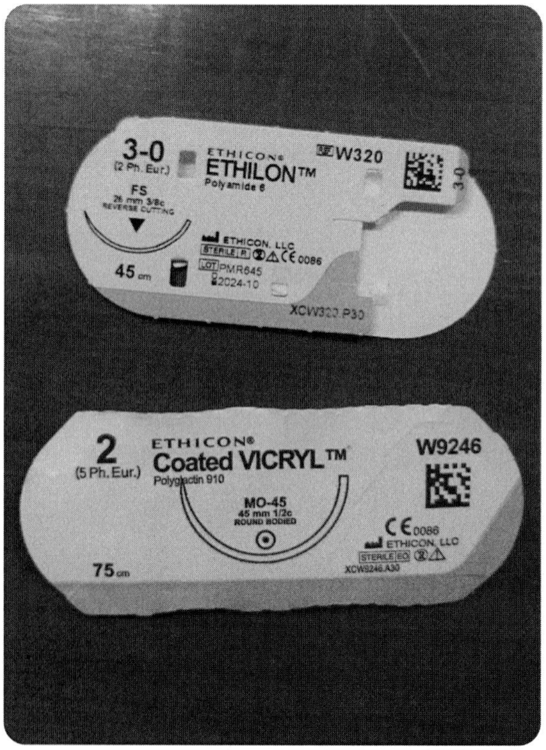

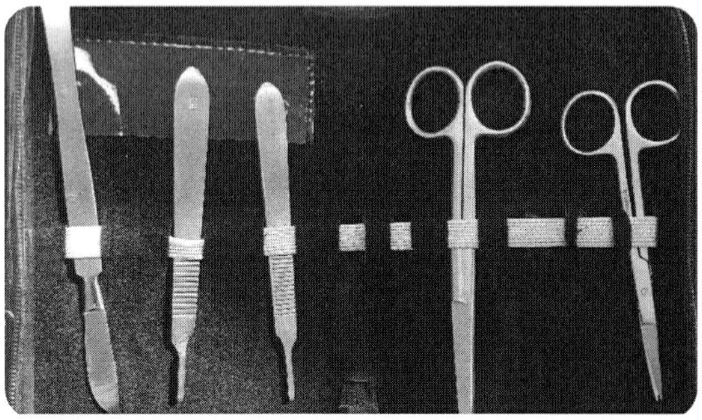

XI 임종 관리

주제 개요 및 목표

• 수술대상자 환자 준비하기

학습 목표

다음과 같은 내용을 응급환자관리학 교과목 교재에서 학습할 수 있다.

1. 죽음에 대한 개념을 설명할 수 있다.
2. 임종심리 단계를 설명할 수 있다.
3. 사후처치의 목적을 설명할 수 있다.
4. 사후처치를 절차에 따라 수행할 수 있다.

STEAM 학습 준거

S 과학 □	T 기술 □	E 공학 □	A 예술 ■	M 수학 □

먼저 알고 가요!

● 임종

- 임상적 사망은 마지막 호흡이나 마지막 심장의 수축으로부터 시작(호흡, 순환 및 뇌기능이 정지된 상태)
- 생물학적 사망은 개체 내 대부분의 세포가 비가역적 손상을 받아서 다시는 소생될 수 없는 상태
- 뇌 이외의 기관(장기)의 기능은 유지되고 있으나 대뇌가 비가역적으로 손상된 상태를 뇌사라고 한다.
- 죽음은 인간의 출생에서부터 이미 삶과 따로 떼어 놓을 수 없는 불가분의 관계 있다.
- 임종(臨終) : 살아있는 사람이 마지막 숨이 넘어가는 것을 임종이라고 한다.

● 임종심리단계

* 제1단계 : 부정(denial)
  - ✓ 의사의 실수라 믿고 자신의 질병의 정확성에 대해 충분한 준비가 되지 않은 상태
  - ✓ 많은 사람은 자신이 죽게 된다는 사실을 쉽게 받아들이려 하지 않는다.

* 제2단계 : 분노(anger)

- ‘내가 왜’죽어야 하며 벌 받을 만한 일을 했는가에 대해 생각하고 적개심을 갖는다.
- ‘분노’나 ‘원망’으로 바뀐다.

* 제3단계 : 타협(bargaining)

- 훌륭한 행위는 칭찬받고 나쁜 행동은 벌을 받는다고 배워왔으므로 자신을 예전의 나쁜 행동에 대한 대가라고 생각한다.

* 제4단계 : 우울(depression)

- 타협이 불가능하다고 생각될 때 이 단계로 넘어가는데 이 시기에는 누구와도 만나기 싫어하며, 하루 종일 아무하고도 이야기하지 않고 온종일 혼자 있는다.

* 제5단계 : 수용(acceptance)

- 자신의 죽음을 인정하고 죽음을 기다리는 단계로 환자는 매우 평화로운 상태가 된다.

- 사전돌봄계획(Advance Care Planning, ACP)

  의사결정을 할 수 없는 상황에 직면할 경우를 대비하여 본인의 가치와 소망을 반영하여 의학적 돌봄에 대한 의견을 가족, 친구 등을 포함한 주변인들과 나누는 공동의사결정 과정, 생전유언 등을 포함한 포괄적인 개념이며 대리인 지정을 포함한다.

- 사전연명의료의향서(Advance Directives, AD)

  의사결정을 할 수 없는 상황에 직면할 경우를 대비하여 의학적 돌봄에 대한 선호 혹은 거부를 법적 효력이 있는 문서로 작성하는 것으로 대리인 지정을 포함한다.

- 연명의료계획서(Physician Orders for Life-Sustaining Treatment, POLST 혹은 Medical Orders for Life-Sustaining Treatment, MOLST)

  위급상황에서 환자나 대리인의 의사를 반영하여 특정 의학적 치료에 범위를 결정하고 이를 의사의 지시로 의무기록으로 작성하는 것이다.

엉뚱 상상의 세계로!

활동 1 버켓리스크 작성하기

- 준비물 : 버킷리스트 용지, 펜

활동 2 임종환자 체험하기

- 준비물 : 매트, 덮을 시트, 가림벽, 조용한 음악, A4용지, 펜

활동 3 나의 묘지명(남기고 싶은말)은?

- 준비물 : 종이, 펜

자유롭게 정리해 봅시다.

* 중요 포인트 적어보기

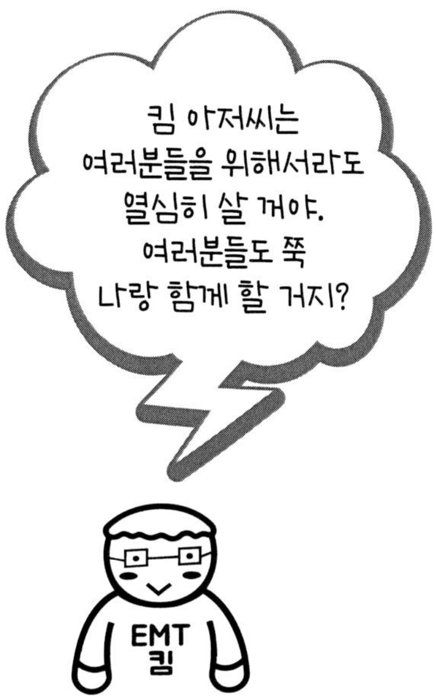

활동 1 버켓리스크 작성하기

준비물 버킷리스트 용지, 펜

(1) 내가 소망하고, 이루고자 하는 것들을 종이에 작성해 본다.

(2) 내가 가장 중요하다고 생각하는 3가지를 선택한다.

(3) 버킷리스트의 의미를 알려주고 나눔 한다.

BUCKET LIST

1

2

3

4

5

6

7

8

9

10

활동 2 임종환자 체험하기

준비물 매트, 덮을 시트, 가림벽, 조용한 음악, A4용지, 펜

(1) 임종환자 역할을 할 대상자 한 명을 선발한다.

(2) 임종환자가 되어 가림벽 뒤에 누워있는 자세를 연출해 본다.

(3) 가림벽 반대편 쪽에는 나의 지인과 학우들이 슬픔을 나누도록 한다(고별사 작성).

(4) 체험 후 느낌과 소감을 서로 나누어본다.

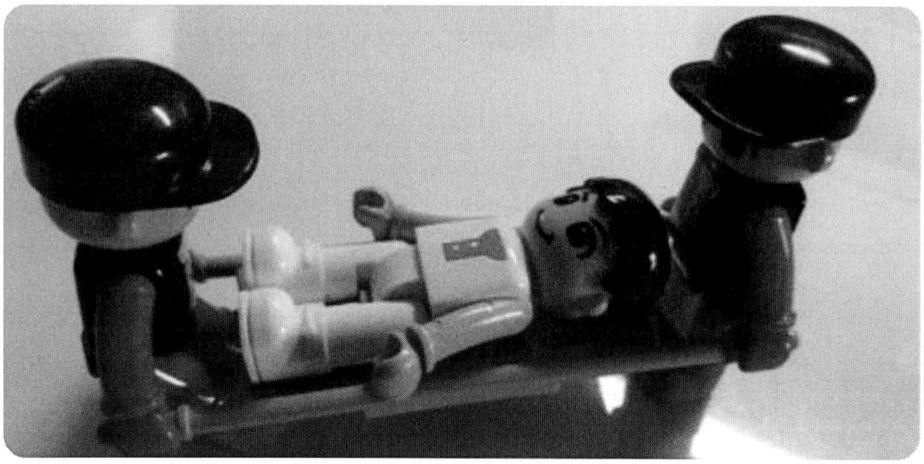

활동 3 나의 묘지명(남기고 싶은말)은?

준비물 종이, 펜

(1) 종이와 펜을 준비한다.

(2) 미래에 가족에게 남기고 싶은 말(묘지)명을 작성해 본다.

(3) 다른학우와 나눔을 한다.

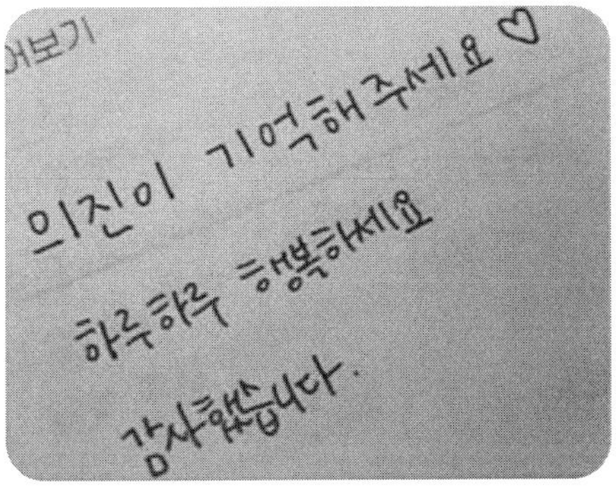

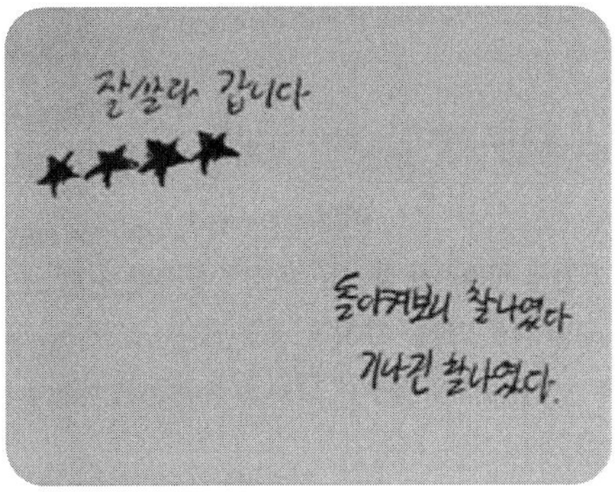

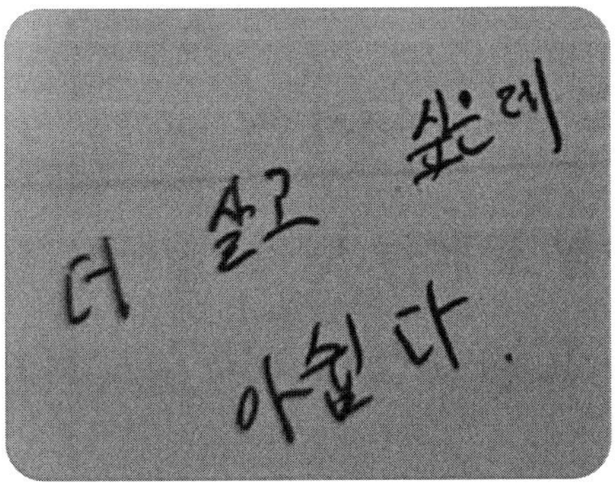

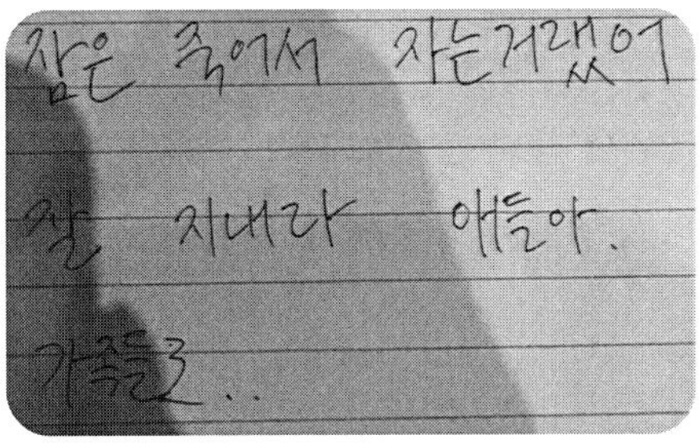

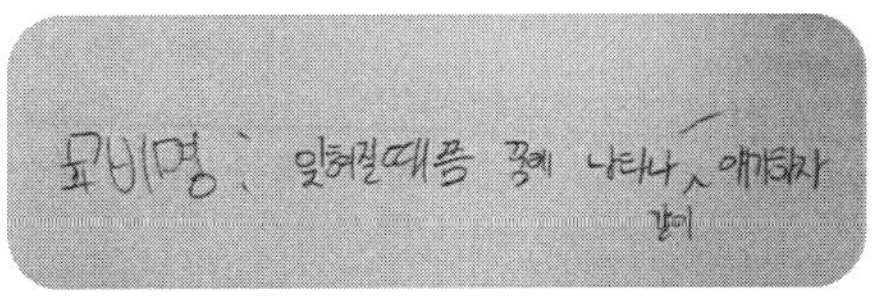

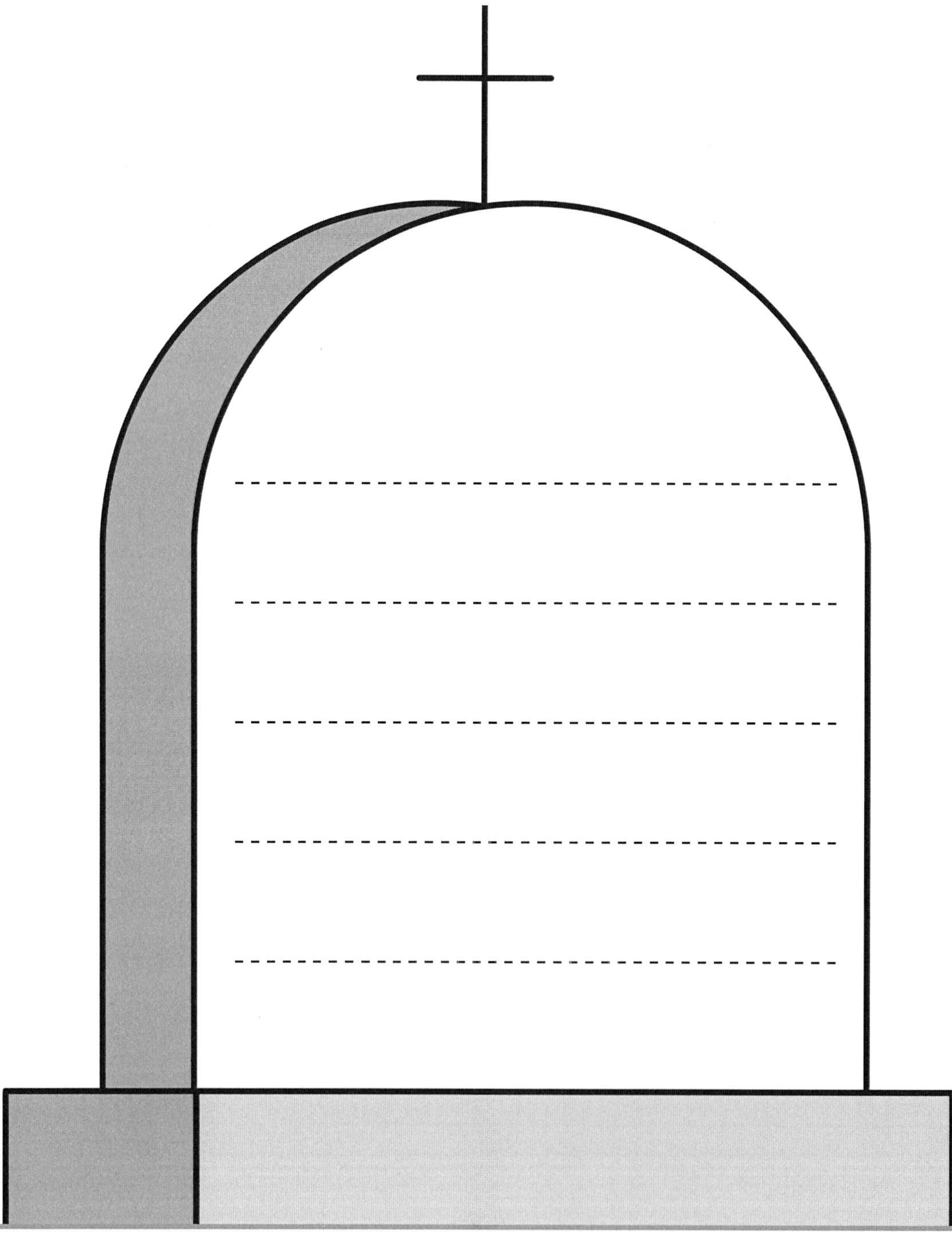

XII 기록

주제 개요 및 목표

- 기록지에 대해서 알아보기
- 구급일지 작성해 보기

학습 목표

다음과 같은 내용을 응급환자관리학 교과목 교재에서 학습할 수 있다.

1. 응급환자 기록의 정의를 설명할 수 있다.
2. 응급환자 기록의 용도를 설명할 수 있다.
3. 병원 전 처치 기록지 작성법을 설명할 수 있다.
4. 병원 응급실 기록지 구성요소 및 유의할 사항을 설명할 수 있다.
5. 병원내 다른 부서의 기록지 구성요소를 설명할 수 있다.

STEAM 학습 준거

S 과학 □	T 기술 ■	E 공학 □	A 예술 ■	M 수학 □

먼저 알고 가요!

● 병원 전 처치 기록지(Prehospital Care Report, PCR)

– 실제 사실에 입각한 기록

– 환자의 초기상태와 병원 전 응급처치 기록은 응급의료팀이 떠난 후에 병원에서의 치료에 근거 자료가 되며 일관성 있는 처치를 할 수 있다.

– 응급환자의 기록은 환자의 병원 전 법적 문서기록이 되며, 보통 환자의 영구적인 응급환자 기록의 일부분이 된다.

– 기록은 처치에 대한 환자의 거절이나 이송거절을 문서화할 수 있다.

– 문서양식은 반응시간, 차량번호, 신고자, 날씨, 환자정보가 포함되어야 한다.

– 환자 정보의 기록

* 주 증상 및 병력의 기록 : 환자가 주로 호소하는 임상증상

* 신체검진 소견 기록 : 객관적 사실 기록

* 응급상태의 평가 기록 : 긴급(immediate), 응급(urgent), 비응급(non-urgent), 지연(사망)으로 분류

● 구급활동일지

- 응급환자가 발생한 현장 구급단계에서 작성
- 구급활동 상황을 상세히 기록하고, 소속 소방관서에 3년간 보관

* 응급실 기록지(emergency room record)

- 응급실 내에서 응급환자 기록

* 병원 EMR(Electro-Magnetic Resonance)

- 전자기공명식 펜 입력을 말한다(전산화 차트).
- 주요 기재 사항은 환자의 인적사항, 병력, 진찰 결과, 치료 결과, 수술 기록, 입퇴원 기록, 외래 진료 사항 등이 있다.

● 환자의 통증 평가 및 기록

- 유발요소(provokes) : 통증을 유발하는 것은 무엇인가? 통증을 호전시키거나 악화시키는 요소는 없는가?
- 증상의 특성(quality) : 칼로 찌르는 듯한/둔하고 무디게/쑤시는 듯한/화끈거리는 듯한 등으로 가능한 자세하게 기술한다.
- 증상부위(region) : 통증이 나타나는 부위
- 심각성(severity) : 통증의 정도로 경증, 중간, 중증 등으로 표현한다.
- 시간(time) : 통증이 시작된 시간, 통증이 계속된 시간, 재발된 시간

● 의식수준 : AVPU 척도를 이용한다.

- A : 명료(alert) : 시간, 사람, 장소 등에 대하여 정확히 인지하고 있는 상태
- V : 언어지시에 반응(verbal response) : '눈을 뜨세요, 혹은 손을 들어 보세요' 등에 반응
- P : 통증자극에 반응(pain response) : 통증자극을 주어야만 환자가 반응하는 상태
- U : 무반응(unresponse) : 통증자극을 주어도 환자가 전혀 반응하지 않는 경우

엉뚱 상상의 세계로!

활동 1 지우개로 하트 스탬프 만들기
- 준비물 : 지우개, 조각칼

활동 2 구급일지 작성해 보기
- 준비물 : 구급일지, 펜

활동 3 생명의 별 그리기
- 준비물 : 생명의 별 종이, 색연필, 사인펜

활동 4 생명의 별 태극기(개인, 조별)
- 준비물 : 4절지 또는 8절지, 전지, 사인펜, 색연필, 태극기 도안

활동 5 응급구조사 선서문 작성하기
- 준비물 : 선서문, 펜, 작성할 종이

자유롭게 정리해 봅시다.

* 중요 포인트 적어보기

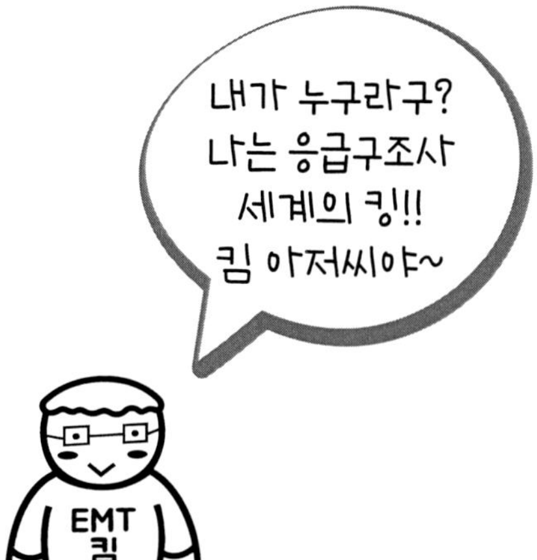

활동 1 지우개로 하트 스탬프 만들기

준비물 지우개, 조각칼

(1) 스탬프 만들기를 위한 물품을 준비한다.

(2) 도안을 지우개에 그린다.

(3) 조각칼로 스탬프를 파도록 한다.

(4) 완성된 스탬프를 활용한다.

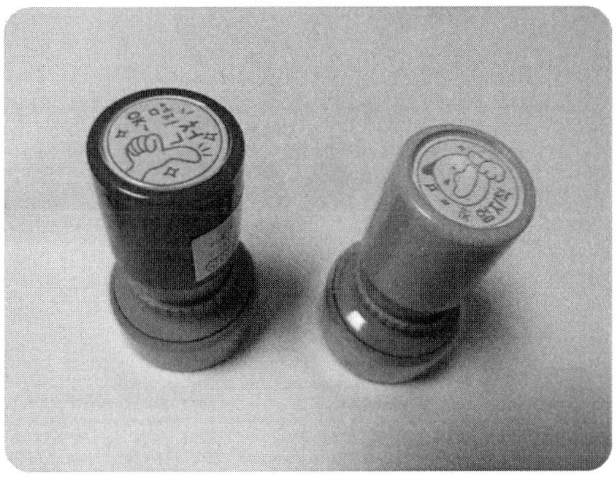

활동 2 구급일지 작성해 보기

준비물 구급일지, 펜

(1) 구급일지와 펜을 준비한다.

(2) 구급일지에 작성에 대한 설명을 들으며 작성해 본다.

(3) 구급일지를 완성하고 인계 사인을 받아보도록 한다.

■ 119구조 · 구급에 관한 법률 시행규칙 [별지 제5호서식] <개정 2021. 7. 13.>

소방서 119구급대(안전센터) 전화) -

구 급 활 동 일 지

결재	119구급대장(센터장)

구분	항목	내용
차량번호		구분 [ ]특수일반 [ ]특수특별 [ ]헬기 [ ]펌뷸런스 [ ]기타
구급출동	신고 일시	. . . :
	출동 시각	:
	현장 도착	:
	환자 접촉	:
	거리	km
	현장 출발	:
	병원 도착	:
	귀소 시각	:
	출동 유형	[ ]정상 [ ]오인 [ ]거짓 [ ]취소 [ ]기타
신고자	전화번호	신고방법 [ ]일반전화 [ ]휴대전화 [ ]기타( )
환자 인적 사항	성명	나이 세 성별 [ ]남 [ ]여 생년월일
	주소	(Tel)
	직업	[ ]영아 [ ]유아 [ ]학생 [ ]주부 [ ]자영업 [ ]직장인 [ ]무직 [ ]기타( ) [ ]외국인(국적:)
보호자 등	성명	관 계 전화번호
환자발생 위치		
환자 발생 장소(택일)		[ ]집 [ ]집단거주시설 [ ]도로 [ ]도로외 교통지역 [ ]오락/문화 시설 [ ]학교/교육시설 [ ]운동시설 [ ]상업시설 [ ]의료관련시설 [ ]공장/산업/건설시설 [ ]일차산업장 [ ]바다/강/산/논밭 [ ]기타( )
환자 증상 (복수 선택 가능)		■ 통증([ ]두통 [ ]흉통 [ ]복통 [ ]요통 [ ]분만진통 [ ]그 밖의 통증) ■ 외상([ ]골절 [ ]탈구 [ ]삠 [ ]열상 [ ]찰과상 [ ]타박상 [ ]절단 [ ]압궤손상 [ ]화상) [ ]의식장애 [ ]기도이물 [ ]기침 [ ]호흡곤란 [ ]호흡정지 [ ]두근거림 [ ]가슴불편감 [ ]심정지 [ ]경련/발작 [ ]실신 [ ]오심 [ ]구토 [ ]설사 [ ]변비 [ ]배뇨장애 [ ]객혈 [ ]토혈 [ ]혈변 [ ]비출혈 [ ]질출혈 [ ]그 밖의 출혈 [ ]고열 [ ]저체온증 [ ]어지러움 [ ]마비 [ ]전신쇠약 [ ]정신장애 [ ]그 밖의 이물질 [ ]기타( )
환자 발생 유형	[ ]질 병	병 력 ([ ]없음 [ ]미상): [ ]고혈압 [ ]당뇨 [ ]뇌혈관질환 [ ]심장질환 [ ]폐질환 [ ]결핵 [ ]간염 [ ]간경화 [ ]알레르기 [ ]암(종류:) [ ]신부전(투석여부 :) [ ]기타( )
	[ ]질병외	[ ]교통사고 사상자: [ ]운전자 [ ]동승자 [ ]보행자 [ ]자전거 [ ]오토바이 [ ]그 밖의 탈 것( ) [ ]미상
		[ ]그 외 외상 (택일): [ ]낙상 [ ]추락 [ ]그 밖의 둔상 [ ]열상 [ ]자상 [ ]관통상 [ ]기계 [ ]농기계
		[ ]비외상성 손상 (택일): [ ]중독 [ ]익수 ■ 질식([ ]연기흡입 [ ]외력에 의한 압박 [ ]이물질에 의한 기도막힘) ■ 화상([ ]화염 [ ]고온체 [ ]전기 [ ]물) [ ]화학물질 [ ]동물/곤충 [ ]자연재해 [ ]온열손상 [ ]한랭손상 [ ]성폭행 [ ]상해 [ ]기타( )
		범죄의심: [ ]경찰통보 [ ]경찰인계 [ ]긴급이송 [ ]관련기관 통보
	[ ]기타	[ ]임산부 [ ]단순주취 [ ]기타( )
환자 평가	의식상태	1차 (:)[ ]A [ ]V [ ]P [ ]U 2차 (:)[ ]A [ ]V [ ]P [ ]U
	동공반응	좌 [ ]정상 [ ]축동 [ ]산동 [ ]측정불가 [ ]반응 [ ]무반응 [ ]측정불가
		우 [ ]정상 [ ]축동 [ ]산동 [ ]측정불가 [ ]반응 [ ]무반응 [ ]측정불가
	활력 징후 [ ]불가 [ ]거부	시각 : / 혈압 / mmHg / 맥박 회/min / 호흡 회/min / 체온 ℃ / SpO_2 % / 혈당체크 mg/dL
		시각 : / 혈압 / mmHg / 맥박 회/min / 호흡 회/min / 체온 ℃ / SpO_2 % / 혈당체크 mg/dL
	사고부위(복수선택 가능)	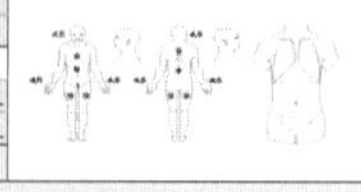
	환자분류	[ ]응급 [ ]준응급 [ ]잠재응급 [ ]대상 외 [ ]사망([ ]추정)
	구급대원 평가소견	· 주 호소: · 발생시간([ ]추정): :
응급처치 (복수 선택 가능)		■ 기도확보:[ ]도수조작 [ ]기도유지기(airway) [ ]기도삽관(Intubation) [ ]성문외 기도유지기(supraglottic airway) [ ]흡인기 [ ]기도폐쇄처치 ■ 산소투여: L/min([ ]비관 [ ]안면마스크 [ ]비재호흡마스크 [ ]BVM [ ]산소소생기 [ ]포켓마스크 [ ]네뷸라이저 [ ]기타) ■ CPR([ ]실시 [ ]거부 [ ]DNR [ ]유보) [ ]ECG ■ AED([ ]Shock [ ]Monitoring) [ ]기타( ) ■ 순환보조([ ]정맥로 확보 [ ]수액공급(cc) 확보) [ ]약물투여( ) ■ 고정([ ]목뼈 [ ]척추 [ ]부목 [ ]머리) ■ 상처처치([ ]지혈 [ ]상처 소독 처치) [ ]분만 [ ]보온([ ]온 [ ]냉)
의료지도	의료지도	[ ]연결 [ ]미연결 요청시간 : 요청방법 [ ]일반전화 [ ]휴대전화([ ]음성 [ ]화상) [ ]무전기 [ ]기타( )
	의료지도 기관	[ ]소방 [ ]병원 [ ]기타( )
	의료지도 의사	성명
	의료지도 내용	[ ]응급처치:[ ]airway [ ]Intubation [ ]supraglottic airway [ ]ECG [ ]AED [ ]CPR [ ]IV [ ]BVM [ ]산소투여 [ ]고정 [ ]상처처치 [ ]혈당체크 [ ]보온 [ ]기타( ) [ ]약물투여:[ ]N/S [ ]D/W [ ]NTG [ ]기관지확장제 [ ]에피네프린 [ ]아미오다론 [ ]기타( ) [ ]병원선정 [ ]환자평가 [ ]CPR유보·중단 [ ]이송거절 [ ]이송거부 [ ]기타( )

환자 이송	이송 기관명		도착시간(거리)	의료기관 선정자 등	재이송 사유	환자 인수자
1차		[ ]관할 [ ]타시·도	: (km)	[ ]구급대 [ ]119상황실 [ ]구급상황센터 [ ]환자/보호자 [ ]병원 수용곤란 등 [ ]기타( )	■ 병상 부족([ ]응급실 [ ]수술실 [ ]입원실 [ ]중환자실) [ ]전문의 부재 [ ]의료장비 고장 [ ]주취자 등 [ ]환자/보호자의 변심 [ ]1차 응급처치 [ ]기타( )	[ ]의 사 [ ]간호사 [ ]응급구조사 [ ]기 타
2차		[ ]관할 [ ]타시·도	: (km)	[ ]구급대 [ ]119상황실 [ ]구급상황센터 [ ]환자/보호자 [ ]기타( )	■ 병상 부족([ ]응급실 [ ]수술실 [ ]입원실 [ ]중환자실) [ ]전문의 부재 [ ]의료장비 고장 [ ]주취자 등 [ ]환자/보호자의 변심 [ ]1차 응급처치 [ ]기타( )	[ ]의 사 [ ]간호사 [ ]응급구조사 [ ]기 타

연계 이송 [ ]	소방 활동 [ ]	※ 본 구급대는 환자의 추가 손상 및 악화(사망 등) 방지를 위해 응급처치에 적합하고 최단시간 이내에 이송이 가능한 ______ 병원으로 이송을 권유 하였으나 _씨가 원하는 ______ 병원으로 이송함에 따라 발생하는 민사·형사상 책임을 지지 않습니다. 위 내용을 고지합니다. (서명 또는 인)

미이송 []취소 ■ 타차량([]병원차 []경찰차 []자가용 []택시 []헬기) []환자 없음 []현장처치 []이송거부 []이송거절 []경찰인계 []이송 불필요 []사망 []기타( )

출동 인원	자격	계급	소방	성명	
의 사	소속:			성명:	(서명 또는 인)
구급대원(1)	[ ]1급 [ ]2급 [ ]간호사 [ ]구급교육 [ ]기타	계급	소방	성명	(서명 또는 인)
구급대원(2)	[ ]1급 [ ]2급 [ ]간호사 [ ]구급교육 [ ]기타	계급	소방	성명	(서명 또는 인)
운전요원	[ ]1급 [ ]2급 [ ]간호사 [ ]구급교육 [ ]기타	계급	소방	성명	(서명 또는 인)
기 타	[ ]1급 [ ]2급 [ ]간호사 [ ]구급교육 [ ]기타			성명	(서명 또는 인)

장애요인 [ ]없음 [ ]장거리 이송 [ ]보호자 요구 [ ]원거리 병원 [ ]원거리 출동 [ ]만취자 [ ]폭행 [ ]언어폭력 [ ]환자 과체중 [ ]기관협조 미흡 [ ]환자위치 불명확 [ ]교통정체 [ ]폭우 [ ]폭설 [ ]기타( )

일련번호		재난번호	

뒷장이 동시에 기록되도록 제작

210mm×297mm[백상지(80g/㎡) 또는 중질지(80g/㎡)]

■ 119구조·구급에 관한 법률 시행규칙 [별지 제5호서식] <개정 2021. 7. 13.>

소방서 119구급대(안전센터)	
전화) -	

구급활동일지

결재	119구급대장(센터장)

차량번호		구분	[ ]특수일반 [ ]특수특별 [ ]헬기 [ ]펌뷸런스 [ ]기타

구급출동

신고 일시	. . . :	신고자	전화번호		신고방법	[ ]일반전화 [ ]휴대전화 [ ]기타( )
		환자 인적 사항	성명		나이 세	성별 [ ]남 [ ]여 생년월일
출동 시각	:		주소	(Tel)		
현장 도착	:		직업	[ ]영아 [ ]유아 [ ]학생 [ ]주부 [ ]자영업 [ ]직장인 [ ]무직 [ ]기타( )	[ ]외국인(국적:)	
환자 접촉	:	보호자 등	성명		관 계	전화번호
거리 km		환자발생 위치				
현장 출발	:	환자 발생 장소(택일)	[ ]집 [ ]집단거주시설 [ ]도로 [ ]도로외 교통지역 [ ]오락/문화 시설 [ ]학교/교육시설 [ ]운동시설 [ ]상업시설 [ ]의료관련시설 [ ]공장/산업/건설시설 [ ]일차산업장 [ ]바다/강/산/논밭 [ ]기타( )				
병원 도착	:	환자 증상 (복수 선택 가능)	■ 통증([ ]두통 [ ]흉통 [ ]복통 [ ]요통 [ ]분만진통 [ ]그 밖의 통증)				
귀소 시각	:		■ 외상([ ]골절 [ ]탈구 [ ]삠 [ ]열상 [ ]찰과상 [ ]타박상 [ ]절단 [ ]압궤손상 [ ]화상)				
출동 유형	[ ]정상 [ ]오인 [ ]거짓 [ ]취소 [ ]기타		[ ]의식장애 [ ]기도이물 [ ]기침 [ ]호흡곤란 [ ]호흡정지 [ ]두근거림 [ ]가슴불편감 [ ]심정지 [ ]경련/발작 [ ]실신 [ ]오심 [ ]구토 [ ]설사 [ ]변비 [ ]배뇨장애 [ ]객혈 [ ]토혈 [ ]혈변 [ ]비출혈 [ ]질출혈 [ ]그 밖의 출혈 [ ]고열 [ ]저체온증 [ ]어지러움 [ ]마비 [ ]전신쇠약 [ ]정신장애 [ ]그 밖의 이물질 [ ]기타( )				

환자발생유형

[ ]질 병	병 력 ([ ]없음 [ ]미상)	[ ]고혈압 [ ]당뇨 [ ]뇌혈관질환 [ ]심장질환 [ ]폐질환 [ ]결핵 [ ]간염 [ ]간경화 [ ]알레르기 [ ]암(종류:) [ ]신부전(투석여부 :) [ ]기타( )
[ ]질병외	[ ]교통사고 사상자	[ ]운전자 [ ]동승자 [ ]보행자 [ ]자전거 [ ]오토바이 [ ]그 밖의 탈 것( ) [ ]미상
	[ ]그 외 외상 (택일)	[ ]낙상 [ ]추락 [ ]그 밖의 둔상 [ ]열상 [ ]자상 [ ]관통상 [ ]기계 [ ]농기계
	[ ]비외상성 손상 (택일)	[ ]중독 [ ]익수 ■ 질식([ ]연기흡입 [ ]외력에 의한 압박 [ ]이물질에 의한 기도막힘) ■ 화상([ ]화염 [ ]고온체 [ ]전기 [ ]물) [ ]화학물질 [ ]동물/곤충 [ ]자연재해 [ ]온열손상 [ ]한랭손상 [ ]성폭행 [ ]상해 [ ]기타( )
	범죄의심	[ ]경찰통보 [ ]경찰인계 [ ]긴급이송 [ ]관련기관 통보
[ ]기타	[ ]임산부 [ ]단순주취 [ ]기타( )	

환자평가

의식상태	1차 (:)[ ]A [ ]V [ ]P [ ]U	2차 (:)[ ]A [ ]V [ ]P [ ]U
동공반응 좌	[ ]정상 [ ]축동 [ ]산동 [ ]측정불가	[ ]반응 [ ]무반응 [ ]측정불가
동공반응 우	[ ]정상 [ ]축동 [ ]산동 [ ]측정불가	[ ]반응 [ ]무반응 [ ]측정불가

사고부위(복수선택 가능)

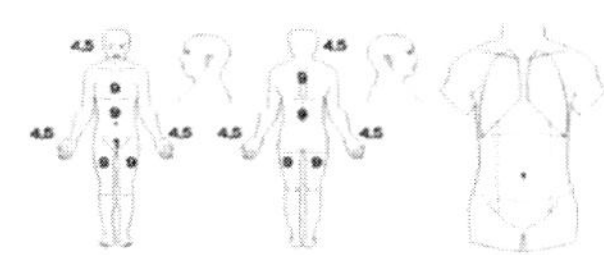

활력 징후 [ ]불가 [ ]거부	시각	혈압	맥박	호흡	체온	SpO_2	혈당체크
	:	/ mmHg	회/min	회/min	℃	%	mg/dL
	:	/ mmHg	회/min	회/min	℃	%	mg/dL

환자분류	[ ]응급 [ ]준응급 [ ]잠재응급 [ ]대상 외 [ ]사망([ ]추정)
구급대원 평가소견	·주 호소: ·발생시간([ ]추정): :

응급처치 (복수 선택 가능)

■ 기도확보:[ ]도수조작 [ ]기도유지기(airway) [ ]기도삽관(Intubation) [ ]성문외 기도유지기(supraglottic airway) [ ]흡인기 [ ]기도폐쇄처치
■ 산소투여: L/min([ ]비관 [ ]안면마스크 [ ]비재호흡마스크 [ ]BVM [ ]산소소생기 [ ]포켓마스크 [ ]네뷸라이저 [ ]기타)
■ CPR([ ]실시 [ ]거부 [ ]DNR [ ]유보) [ ]ECG ■ AED([ ]Shock [ ]Monitoring) [ ]기타( )
■ 순환보조([ ]정맥로 확보 [ ]수액공급(cc) 확보) [ ]약물투여( ) ■ 고정([ ]목뼈 [ ]척추 [ ]부목 [ ]머리)
■ 상처처치([ ]지혈 [ ]상처 소독 처치) [ ]분만 [ ]보온([ ]온 [ ]냉)

의료지도

의료지도	[ ]연결 [ ]미연결	요청시간 :	요청방법 [ ]일반전화 [ ]휴대전화([ ]음성 [ ]화상) [ ]무전기 [ ]기타( )
의료지도 기관	[ ]소방 [ ]병원 [ ]기타( )	의료 지도 내용	[ ]응급처치:[ ]airway [ ]Intubation [ ]supraglottic airway [ ]ECG [ ]AED [ ]CPR [ ]IV [ ]BVM [ ]산소투여 [ ]고정 [ ]상처처치 [ ]혈당체크 [ ]보온 [ ]기타( )
의료지도 의사	성명		[ ]약물투여:[ ]N/S [ ]D/W [ ]NTG [ ]기관지확장제 [ ]에피네프린 [ ]아미오다론 [ ]기타( ) [ ]병원선정 [ ]환자평가 [ ]CPR유보·중단 [ ]이송거절 [ ]이송거부 [ ]기타( )

환자이송

구분	이송 기관명		도착시간 (거리)	의료기관 선정자 등	재이송 사유	환자 인수자
1차		[ ]관할 [ ]타시·도	: (km)	[ ]구급대 [ ]119상황실 [ ]구급상황센터 [ ]환자/보호자 [ ]병원 수용곤란 등 [ ]기타( )	■ 병상 부족([ ]응급실 [ ]수술실 [ ]입원실 [ ]중환자실) [ ]전문의 부재 [ ]환자/보호자의 변심 [ ]의료장비 고장 [ ]1차 응급처치 [ ]주취자 등 [ ]기타( )	[ ]의 사 [ ]간호사 [ ]응급구조사 [ ]기 타
2차		[ ]관할 [ ]타시·도	: (km)	[ ]구급대 [ ]119상황실 [ ]구급상황센터 [ ]환자/보호자 [ ]기타( )	■ 병상 부족([ ]응급실 [ ]수술실 [ ]입원실 [ ]중환자실) [ ]전문의 부재 [ ]환자/보호자의 변심 [ ]의료장비 고장 [ ]1차 응급처치 [ ]주취자 등 [ ]기타( )	[ ]의 사 [ ]간호사 [ ]응급구조사 [ ]기 타

연계이송 [ ]	소방활동 [ ]	※ 본 구급대는 환자의 추가 손상 및 악화(사망 등) 방지를 위해 응급처치에 적합하고 최단시간 이내에 이송이 가능한____병원으로 이송을 권유 하였으나 _씨가 원하는____병원으로 이송함에 따라 발생하는 민사·형사상 책임을 지지 않습니다. 위 내용을 고지합니다. (서명 또는 인)

미이송	[ ]취소 ■ 타차량([ ]병원차 [ ]경찰차 [ ]자가용 [ ]택시 [ ]헬기) [ ]환자 없음 [ ]현장처치 [ ]이송거부 [ ]이송거절 [ ]경찰인계 [ ]이송 불필요 [ ]사망 [ ]기타( )

출동인원

의 사	소속:	성명:	(서명 또는 인)		
구급대원(1)	[ ]1급 [ ]2급 [ ]간호사 [ ]구급교육 [ ]기타	계급	소방	성명	(서명 또는 인)
구급대원(2)	[ ]1급 [ ]2급 [ ]간호사 [ ]구급교육 [ ]기타	계급	소방	성명	(서명 또는 인)
운전요원	[ ]1급 [ ]2급 [ ]간호사 [ ]구급교육 [ ]기타	계급	소방	성명	(서명 또는 인)
기 타	[ ]1급 [ ]2급 [ ]간호사 [ ]구급교육 [ ]기타			성명	(서명 또는 인)

장애요인	[ ]없음 [ ]장거리 이송 [ ]보호자 요구 [ ]원거리 병원 [ ]원거리 출동 [ ]만취자 [ ]폭행 [ ]언어폭력 [ ]환자 과체중 [ ]기관협조 미흡 [ ]환자위치 불명확 [ ]교통정체 [ ]폭우 [ ]폭설 [ ]기타( )
일련번호	재난번호

뒷장이 동시에 기록되도록 제작

210mm×297mm[백상지(80g/㎡) 또는 중질지(80g/㎡)]

■ 응급의료에 관한 법률 시행규칙 [별지 제16호서식] <개정 2019. 9. 27.>

출동 및 처치 기록지

(앞쪽)

1. 요청 및 출동에 관한 사항

요청 연월일*	년 월 일 시 분	요청자(기관)*	연락처
출동 연월일*	년 월 일 시 분	이송의 종류*	1현장 이송 2의료기관간 이송 9기타
현장도착 연월일*	년 월 일 시 분	출발지 주소*	
이송개시 연월일*	년 월 일 시 분	출발지 명칭*	
이송종료 연월일*	년 월 일 시 분	도착기관 명칭*	이송거리 km

환자인계의사	면허 번호	성명	(서명)	환자인수의사*	면허 번호	성명	(서명)
이송지도의사*	소속	성명		의사통신방법*	1전화번호( ) 2TRS 9기타( )		

의료기관 선정자*	1환자/보호자 2의사 3구급대(이송자) 9기타( )	선정 이유*	1치료받던 병원 2전문진료 가능 3근거리 4환자/보호자원함 9기타:( )	선정 방법*	1이송정보체계 2 직접 연락 3구급상황관리센터 4 자체 판단 9기타 ( )

2. 인적사항

환자	성명* ([ ]확인불가)	생년월일*	년 월 일 [ ]확인불가	보호자	성명	연락처	
	성별* 1남 2여 ([ ]확인불가)	주소* ([ ] 확인불가)	연락처 ([ ] 확인불가)		관계	1없음 2부모 3자녀 4친척 5친지 9기타( )	

3. 출발시 환자상태에 관한 사항

중증도*	1 응급 2 비응급 3 사망	분류*	1 질병 2 질병외	의심질환명*	

의식수준*	1A 2V 3P 4U	생체 징후	혈압 / mmHg	맥박수 회/분	호흡수 회/분	체온 ℃

출발시 처치상태*	1 기도: ① 없음 ② 기도기 ③ LMA ④ 기관내삽관 ⑤ 기관절개 ⑨ 기타:____ 2 호흡: ① 없음 ② BVM ③ 인공호흡기 ④ 비관 ⑤ 마스크 ⑥ 산소투여: ____리터/분) 3 순환: ① 없음 ② 모니터링 ③정맥로1(수액명/잔여량):____/____ ④ 정맥로2:____/____ 4 약품: ① 없음 ② 약품1(품명/잔여량) :____/____ ③약품2: ____/____ 5 고정: ① 없음 ② 경추 ③ 척추 ④ 상지 ⑤하지 ⑨ 기타:____ 6 기타: ① 없음 ② 비위관(鼻胃管, L-tube) ③ 도뇨관 ④ 중심정맥 ⑨ 기타: ____
기타 소견 및 처치	

4. 이송 중 경과 및 처치에 관한 사항

의식수준*	1A 2V 3P 4U	생체 징후	혈압 / mmHg	맥박수 회/분	호흡수 회/분	체온 ℃

이송/도착시 처치상태*	1 기도: ① 없음 ② 기도기 ③ LMA ④ 기관내삽관 ⑤ 기관절개 ⑨ 기타:____ 2 호흡: ① 없음 ② BVM ③ 인공호흡기 ④ 비관 ⑤ 안면마스크 ⑥ 산소투여: ____리터/분 3 순환: ① 없음 ② 모니터링 ③정맥로1(수액명/잔여량):____/____ ④ 정맥로2:____/____ 4 약품: ① 없음 ② 약품1(품명/잔여량) :____/____ ③약품2: ____/____ 5 고정: ① 없음 ② 경추 ③ 척추 ④ 상지 ⑤하지 ⑨ 기타:____ 6 기타: ① 없음 ② 비위관 ③ 도뇨관 ④ 중심정맥 ⑨ 기타: ____
기타 소견 및 처치	

5. 이송차량 및 이송자 등에 관한 사항

	소속기관명*	종별(차량,자격,면허)*	번호(등록,자격,면허)*	성명*
이송차량*		1특수구급차 2 일반구급차 3 헬기 9 기타		
운전자*				(서명)
동승자*		1 1급 응급구조사 2 2급 응급구조사 3 간호사 4 의사 8없음 9기타( )		(서명)

비고 1. 전자문서로 작성하는 경우 「전자서명법」 제2조제2호의 '전자서명'으로 환자인계·인수의사, 운전자 및 구급대의 서명을 갈음할 수 있습니다.
2. '*' 표시는 반드시 적습니다.

210mm×297mm[백상지 80g/㎡(재활용품)]

활동 3 생명의 별 그리기

준비물 생명의 별 종이, 색연필, 사인펜

(1) 생명의 별 그림지를 나누어준다.

(2) 색연필과 사인펜등을 활용하여 생명의 별을 그린다.

(3) 별 모양별(방향) 의미를 적어본다.

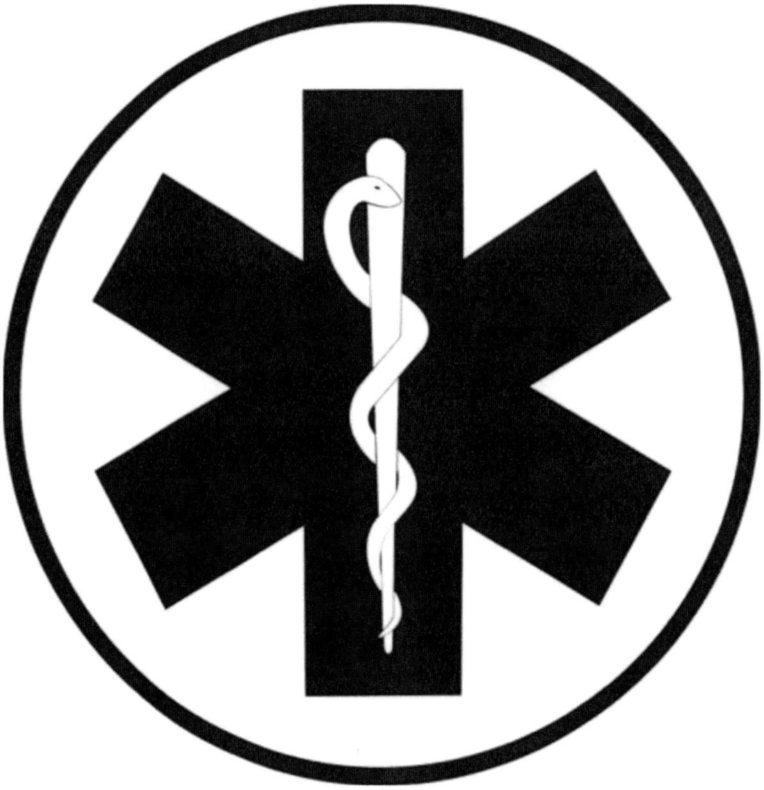

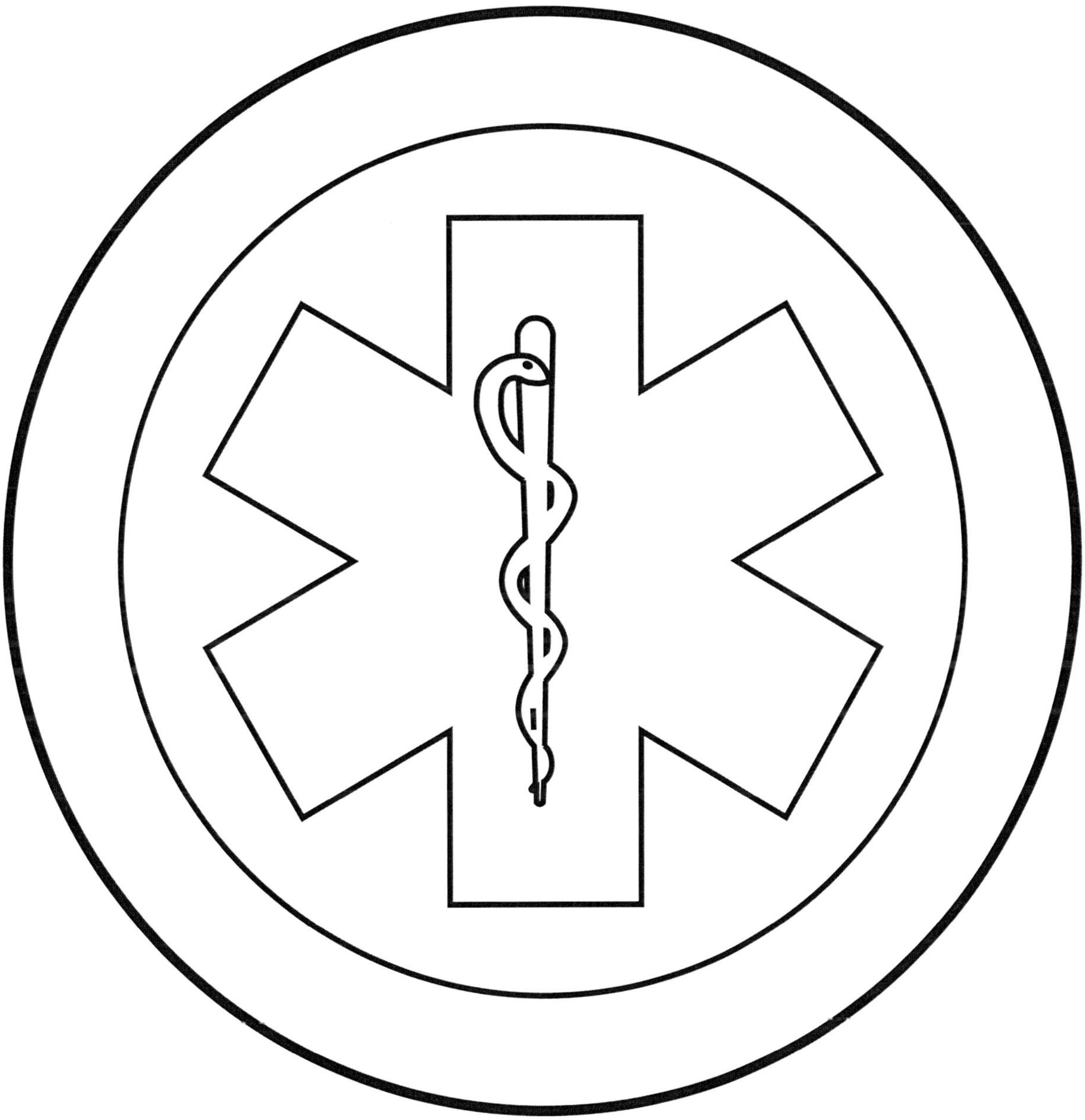

활동 4 생명의 별 태극기(개인, 조별)

준비물 4절지 또는 8절지, 전지, 사인펜, 색연필, 태극기 도안

(1) 4절지 또는 전지 등을 준비한다.

(2) 태극기와 생명의 별을 활용하여 나만의 태극기를 만들어 본다.

(3) 의미가 담긴 생명의 별 태극기에 대해 나눔을 한다.

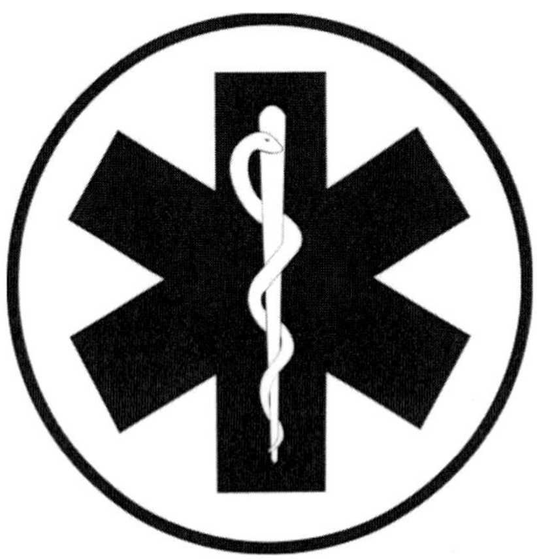

태극기 Taegeukgi, korean flag
흰바탕에 가운데 태극문양과 건곤감리 4괘로 구성

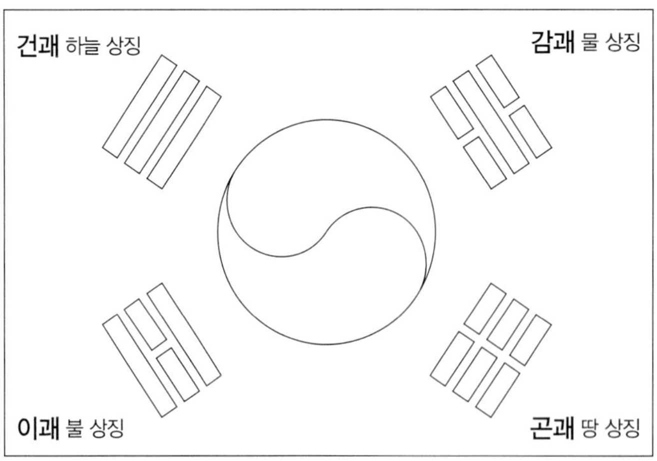

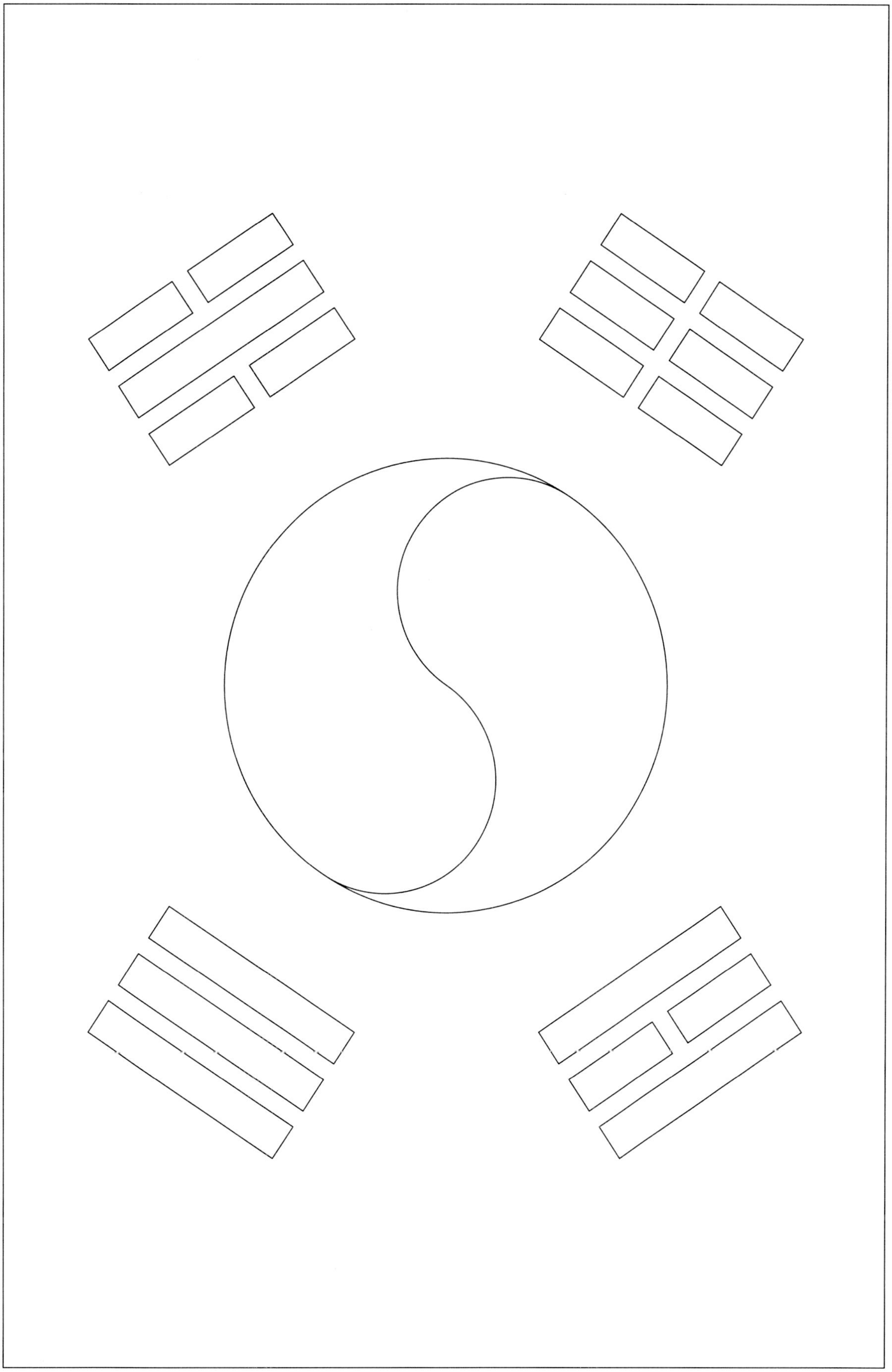

활동 5 응급구조사 선서문 작성하기

준비물 선서문, 펜, 작성할 종이

(1) 선서문과 작성할 종이를 준비한다.

(2) 응급구조사 선서문을 먼저 읽어본다.

(3) 한 줄씩 선서문을 적어나가면서 '응급구조사'의 의미에 대해 되새겨 본다.

(4) 학우들과 응급구조사의 의미에 대해 나눔을 한다.

선서문

"우리 응급구조사는 모든 사람이 존엄, 가치를 지키며 행복한 삶을 누릴 수 있는 건강하고 안전한 사회를 만들기 위해 다음을 굳게 다짐한다."

하나, 응급환자와 보호자의 처치제공자, 옹호자로서 차가운 머리, 따뜻한 가슴으로 맡은 몫을 다한다.

하나, 언제 어느 곳에서나 응급환자에게 필요한 도움을 줄 수 있도록 응급처치 능력을 개발하고 맡은 바 업무에 성실히 임한다.

하나, 권위, 이익, 경험, 상식에서 벗어나 의학적 근거와 사회적 합의에 따른 윤리규범에 의해 판단하고 행동한다.

하나, 응급환자의 발생을 줄일 수 있는 안전한 환경을 만들고 일반인 대상 응급처치교육에 앞장선다.

하나, 열린 마음으로 두루 소통하고 어울려 협력하여 응급의료서비스체계의 발전에 창조적으로 이바지한다.

- 학습용어(의학용어) 사용법 -

1. 학기 중 또는 실습기간에 수시로 암기하기.
2. 실습내 용어와 관련된 환자또는 내용이 있으면 색깔펜으로 표시하기
3. 새용어 공란에 적어보기

1. 응급센터(임상) 의학용어

(1) 과별

1	EM Emergency Medicine	응급의학과	ENT Ear,Nose,Throat	이비인후과
2	CS Chest Surgery	흉부외과	OB&GY Obstetrics&Gynecology	산부인과
3	NS Neuro Surgery	신경외과	DENT Dentistry	치과
4	NU Neurology	신경과	RAD Radiology	방사선과
5	PS Plastic Surgery	성형외과	URO Urology	비뇨기과
6	OS Orthopedic Surgery	정형외과	OPH Ophthalmologuy	안과
7	PED Pediatry	소아과	DM,Derm Dermatology	피부과
8	NP Neuro Psychiatry	신경정신과	FM Family Medicine	가정의학과
9	GS General Surgery	일반외과	PMR Physical Medicine & Rehabilitation	재활의학과
10	IM, Med Internal Medicine	내과		
11	ER Emergency Room	응급실	ICU Intensive Care Unit	중환자실
12	OR Operation Room	수술실	SICU Surgical Intensive Care Unit	외과계 중환자실
13	RR Recovery Room	회복실	MICU Medical Intensive Care Unit	내과계 중환자실
14	KC Kidney Center	신장센터, 투석실	NICU Neonatal Intensive Care Unit	신생아 중환자실
15	DR Delivery Room	분만실	CCU Coronary Care Unit	순환기계 중환자실 = 관상동맥 집중치료실
16	OPD Out Patient Department	외래	NR Nursery Room	신생아실

(2) 정형외과(OS)

1	lumbago	허리통증	myositis	근염
2	ostealgia	골통	rhabdomyolysis	횡문근융해증
3	crepitus	염발음, 비빔소리	fasciotomy	근막절개술
4	callus	가골	fasciectomy	근막절제술
5	osteomyelitis	골수염	compartment syndrome	구획증후군
6	osteitis	골염	tenorrhaphy	건봉합술
7	periosteitis	골막염	spinal fusion	척추고정술
8	spondylitis	척추염	muscle tearing	근육 파열
9	osteoporosis	골다공증	abdomen	복부, 배
10	fracture	골절	ankle	발꿈치
11	comminuted fracture	분쇄골절	arm	팔
12	impacted fracture	끼임골절	arm pit	겨드랑이
13	greenstick fracture	약목골절	back	등
14	compression fracture	압박골절	back of the hand	손등
15	colles' fracture	꼴레스골절	calf	하퇴, 종아리
16	dislocation	탈구, 전위	chest	가슴
17	subluxation	불완전 탈구	chin	턱
18	deformity	변형	elbow	팔꿈치
19	cartilage	연골	eye	눈
20	bone graft	뼈이식	eyebrow	눈썹
21	reduction	견인	finger	손가락 /index 인지
22	immobilization	고정	middle finger	중지
23	fascia	근막	ring finger	약지
24	ligament	인대	little finger	소지
25	tendon	힘줄	foot	발
26	abduction	벌림	forearm	전완, 팔뚝
27	adduction	모음	forehead	이마
28	flexion	굽힘	hand	손
29	extension	폄, 신전	head	머리
30	rotation	회전	knee	무릎
31	arthralgia	관절통	mouth	입
32	ankylosis	관절강직	nape of the neck	목덜미
33	arthritis	관절염	neck	목
34	gout	통풍	palm	손바닥
35	sprain	염좌, 삠	pit of the stomach	명치
36	strain	긴장, 과긴장	rump	둔부, 엉덩이
37	joint capsule	관절낭	shoulder	어깨 /등의 위쪽 부분 포함
38	splint	부목	side	옆구리

39	myalgia	근육통	throat	목 안쪽
40	spasm	연축	thumb	엄지손가락
41	cramp	경련	toe	발가락 /big toe 엄지
42	rigidity	강직	little toe	새끼발가락
43	tremor	떨림	tongue	혀
44	hypotonia	근긴장저하	tooth	이빨
45	myotonia	근육긴장증	upper arm	상완, 상박 /어깨에서 팔꿈치까지
46	myoma	근육종	upper thigh	대퇴, 허벅지

(3) 신경과/신경외과(NU/NS)

1	aphasia	실어증	cerebral hemorrhage	뇌출혈
2	dysphasia	언어장애증	cerebral infarction	뇌경색
3	ataxia	실조	epilepsy	간질
4	amnesia	기억상실	bell's palsy	안면신경마비, 벨마비
5	aura	전조증상, 조짐	meningioma	수막종
6	hemiplegia	반신마비, 편마비	craniectomy	두개골절제술
7	diplegia	양측마비	cerebral angiography	뇌혈관조영술
8	paraplegia	하반신마비	nystagmus	안구진탕증
9	tetraplegia	사지마비	dizziness	어지러움증
10	paresis	불완전 마비	headach	두통
11	hemiparesis	반신 불완전마비	vertigo	현기증
12	syncope	실신	general weakness	전신 허약
13	paresthesia	감각이상	tremor	떨림
14	convulsion	경련, 발작	multiple sclerosis	다발성 경화증
15	coma	혼수	lumbar puncture	요추천자
16	migraine	편두통	neurorrhaphy	신경봉합술
17	deep tendon reflex	심부건반사	priapism	지속발기증
18	Romberg's sign	롬베르그 징후	herpes zoster	대상포진
19	Babinski reflex	바빈스키 반사	neuritis	신경염
20	anencephaly	무뇌증	stroke	뇌졸중
21	hydrocephalus	뇌수종	cerebral concussion	뇌진탕
22	cerebral palsy	뇌성마비	continuous	지속적인
23	encephalitis	뇌염	radiation	방사통
24	meningitis	수막염	numb	마비가 되다. 저리다.
25	myelitis	척수염	paresthesia	손발이 저리다
26	herpes zoster	대상포진	uncomfortable	단순히 불편함
27	neuritis	신경염	itchy	가려운

28	stroke	뇌졸중	asleep	(근육, 뼈 등이) 감각없이 저리다
29	cerebral concussion	뇌진탕	acute	급성
30	dementia	치매	chronic	만성
31	ache	부위와 연결된 통증	sharp	찌르듯이
32	headache	두통	burning	타는듯한
33	muscle ache	근육통	dull	둔한
34	toothache	치통	intermittent	간헐적인
35	back ache	요통	convulsion	경련
36	back pain	요통	seizure	발작
37	lumbago	요통		

(4) 비뇨기과(URO)

1	anuria	무뇨	pyuria	농뇨
2	dysuria	배뇨장애	hematuria	혈뇨
3	enuresis	유뇨증	proteinuria	단백뇨
4	urinary frequency	빈뇨	glycosuria	당뇨
5	oliguria	핍뇨	nocturia	야뇨증
6	polyuria	다뇨	uremia	요독증
7	pyuria	농뇨	nephritis	신장염
8	hematuria	혈뇨	pyelonephritis	신우신염
9	proteinuria	단백뇨	hydronephrosis	수신증
10	glycosuria	당뇨	renal failure	신부전
11	nocturia	야뇨증	ureteritis	요관염
12	uremia	요독증	cystitis	방광염
13	nephritis	신장염	ureter	요관
14	pyelonephritis	신우신염	bladder	방광
15	hydronephrosis	수신증	urethra	요도
16	renal failure	신부전	dialysis	투석
17	ureteritis	요관염	hemodialysis	혈액투석
18	cystitis	방광염	nephrectomy	신장절제술
19	ureter stone	요로결석	kidney transplantation	신장이식
20	nelaton	단순도뇨	peritoneal dialysis	복막투석
21	anuria	무뇨	lithotripsy	쇄석술, 돌깸술
22	dysuria	배뇨장애	prostate gland	전립선
23	enuresis	유뇨증	scrotum	음낭
24	urinary frequency	빈뇨	testis	고환
25	oliguria	핍뇨	gonorrhea	임질

26	polyuria	다뇨	syphilis	매독
27	circumcision	포경수술	ureterostenosis	요관협착증
28	epididymis	부고환	bph	전립선비대
29	urethritis	요도염	foley ca.	유치도뇨

(5) 산부인과(OB&GY)

1	menstruation	월경	ectopic pregnancy	자궁외임신
2	amenorrhea	무월경	abortion	유산
3	dysmenorrhea	월경통	umbilicar cord	탯줄
4	menarche	초경	abruptio placentae	태반조기박리
5	menopause	폐경	toxemia	임신중독증
6	uterus	자궁	parturition	분만, 출산
7	metrorrhagia	자궁출혈	stillbirth	사산
8	sterility	불임	cesarean section	제왕절개술
9	leukorrhea	백대하, 백색질분비물	fetus	태아
10	endometriosis	자궁내막증	mastectomy	유방절제술
11	vaginitis	질염	amnion	양막
12	vaginal bleeding	질출혈	amniotic fluid	양수
13	cervix cancer	자궁경부암	pregnancy	임신
14	hysterectomy	자궁절제술	hyperemesis	입덧
15	oophorectomy	난소절제술	P(Preterm birth)	조산 출산수(20-37주)
16	Expected Date Confinement	분만예정일(EDC)	T(term birth)	만삭 출산수(37-42주)
17	Last Menstrual Period	마지막월경일(LMP)		

(6) 심혈관계(Cardiovascular system)

1	arrhythmia	부정맥	embolism	색전증
2	tachycardia	빈맥	occlusion	폐색
3	bradycardia	서맥	angiography	혈관조영술
4	cardiac arrest	심정지	blood coagulation	혈액응고
5	cardiomegaly	심장비대	hemolysis	용혈(현상,반응)
6	chest pain	흉통	hemostasis	지혈
7	palpitation	심계항진	hemorrhage	출혈
8	cyanosis	청색증	anemia	빈혈
9	murmur	잡음	aortic dissection	대동맥 박리증
10	tetralogy of fallot	팔로사징후	leukemia	백혈병
11	ischemia	허혈	hemophilia	혈우병
12	angina pectoris	협심증	sepsis	패혈증

13	myocardial infarction	심근경색	purpura	자색반
14	congestive heart failure	울혈성 심부전	transfusion	수혈
15	myocarditis	심근염	artifical pacemaker	인공심박동기
16	pericarditis	심외막염	hypothermia	저체온증
17	endocarditis	심내막염	hyperthermia	고체온증
18	pericardiectomy	심장막절제술	defibrillation	제세동
19	heart transplantation	심장이식	aneurysm	동맥류
20	echocardiography	심장초음파	arteriosclerosis	동맥경화증
21	cardiocentesis	심장천자	varicose vein	정맥류
22	holter monitoring	홀터 모니터	thrombosis	혈전증
23	angiospasm	혈관연축	vasoconstriction	혈관수축
24	MI (Myocardial Infarction)	심근경색	Angina pectoris	협심증

(7) 소화기계(Digestive system)

1	anorexia	식욕부진	appendicitis	충수돌기염
2	aphagia	연하불능	peritonitis	복막염
3	dysphagia	연하곤란	intestinal obstruction	장폐쇄
4	ascites	복수	ileus	장폐색
5	colic pain	산통	intussusception	장중첩증
6	constipation	변비	volvulus	창자꼬임
7	diarrhea	설사	inguinal hernia	탈장
8	dyspepsia	소화불량	hemorrhoid	치질
9	epigastric pain	상복부 통증	anal fissure	항문열상
10	flatus, gas out	방귀	anal fistula	항문루
11	hematemesis	토혈	anal polyp	항문폴립
12	hyperglycemia	고혈당증	hepatitis	간염
13	hypoglycemia	저혈당증	liver cirrhosis	간경화증
14	hemoperitoneum	복강내출혈	fatty liver	지방간
15	hematochezia	혈변	hepatic jaundice	간성 황달
16	melena	흑색변	hepatic coma	간성 혼수
17	fecal incontinence	변실금	cholecystitis	담낭염
18	nausea/vomiting	오심/구토	cholangitis	담관염
19	epidemic parotitis, mumps	볼거리	cholelithiasis	담석증
20	esophageal varix	식도정맥류	gallbladder	쓸개, 담낭
21	esophagitis	식도염	pancreatitis	이자염
22	gastroesophageal reflex	위식도역류	gastrectomy	위절제술
23	diverticulitis	게실염	gastrotomy	위절개술
24	gastritis	위염	gastrostomy	위창냄술

25	gastroenteritis	위장염	gastric lavage	위세척
26	gastric ulcer	위궤양	appendectomy	충수절제술
27	peptic ulcer	소화성 궤양	colectomy	결장절제술
28	duodenal ulcer	십이지장 궤양	colostomy	결장창냄술
29	paracentesis	복막천자술	cholecystectomy	담낭절제술
30	Hyperlipidemia	고지혈증	Hepatitis A/B/C	A형간염, B형간염, C형간염
31	Ca. (Cancer)	암	Fatty liver	지방간
32	LC (Liver cirrhosis)	간경화		

(8) 호흡기계(Respiratory system)

1	inspiration	들숨	bronchiectasis	기관지확장증
2	expiration	날숨	asthma	천식
3	aspiration	흡인	atelectasis	무기폐
4	asphyxia	질식	emphysema	폐기종
5	apnea	무호흡	pneumonia	폐렴
6	eupnea	정상호흡	pneumoconiosis	진폐증
7	dypnea	호흡곤란	pulmonary abscess	폐농양
8	bradypnea	느린호흡	pulmonary edema	폐부종
9	tachypnea	빠른호흡	pulmonary embolism	폐색전증
10	hyperventilation	과호흡	pulmonary tuberculosis	폐결핵
11	hypoxia	저산소증	pleurisy	가슴막염, 흉막염
12	hyperoxia	저산소혈증	empyema, pyothorax	농흉
13	hoarseness	쉰목소리	pneumothorax	기흉
14	hemoptysis	객혈	hemothorax	혈흉
15	cough	기침	tension pneumothorax	긴장성 기흉
16	sputum	가래	lobectomy	폐엽절제술
17	rhinorrhea	콧물	pleural effusion	가슴막 삼출액
18	orthopnea	기좌호흡	tracheostomy	기관절개술
19	rhinitis	비염	thoracotomy	가슴절개술, 개흉술
20	sinusitis	부비동염	pulmonary embolectomy	폐동맥색전제거술
21	tonsillitis	편도염	thoracentesis	흉강천자, 가슴천자
22	coryza	코감기	laryngitis	후두염
23	croup	크룹	bronchitis	기관지염
24	tracheitis	기관염	bronchiolitis	세기관지염

(9) ROS : Review of system 계통별 문진

1. General	2. Head
Fever(열) – 열 (high fever 고열, slight fever 미열) Chill(오한) Sweating(발한) – night sweat 밤에 땀을 흘림 Wt.loss/gain(체중감소/증가) Poor oral intake 식욕부진 Fatigue 피로감 General weakness 전신 쇠약 Edema 부종 sneeze 재채기 hiccup 딸꾹질 insomnia 불면증 pale 주로 얼굴에, 핏기가 없는	Headache 두통 Loss of vision 시력손실 Visual disturbance 시력장애 Injection 충혈 Loss of hearing 청력손실 Tinnitus 이명 Otalgia 귀통증
3. Respiratory/Chest	**4. Abdomen**
Dyspnea 호흡곤란 Orthopnea 기좌호흡 C/S/R Cough 기침 Sputum 가래 Rhinorrhea 콧물 Chest Pain 가슴통증 Palpitation 심계항진, 두근거림 cardiac arrest 심정지 hemoptysis 객혈 hemetemesis 토혈	Abdominal pain 복통 RUQ pain 우상복부 통증 RLQ pain 우하복부 통증 LUQ pain 좌상복부 통증 LLQ pain 좌하복부 통증 Epigastric pain 상복부 통증 epigastric region 명치부위 Dyspepsia 소화불량 A/N/V/D/C Anorexia 식욕부진 Nausea 오심 Vomiting 구토 Diarrhea 설사 Constipation 변비 Hematemesis 토혈 Hematochezia 혈변 Melena 흑색변
5. Genitourinary system 비뇨생식기계통	**6. Female reproductive system 여성생식기계통**
Frequency urination 빈뇨 Oliguria 핍뇨 Auria 무뇨 Hematuria 혈뇨 Polyuria 다뇨 Dysuria 배뇨장애 Urinary incontinence 요실금 Nocturia 야간뇨	menstural cramp, dysmenorrhea 월경통 LMP (Last menstrual Period) 마지막 월경일 Menarche 초경 menopause 폐경기

7. 신경근육계	8. 신경정신계
Dizziness 어지럼증 Vertigo 현훈 Numbness 무감각, 저림 Tingling 저림 Hemiplegia 반신마비, 편마비 Quadriplegia, Tetraplegia 사지마비 Dysesthesia, Paresthesia 감각이상 Hypoesthesia 감각저하 Cramp 근육경련	anxiety 불안 Insomnia 불면증 somnipathy 수면장애 Hallucination 환각

(10) P/E : Physical Examination 신체 검진 (이학적 검사)

1. G/A General Appearance 일반적 사항, 외관	2. HEENT/Neck : Head, Eye, Ear, Nose, Thorax
V/S Vital sign– BP(blood presure) 혈압 SBP : Systolic BP 수축기 혈압 DBP : Diastolic BP 이완기 혈압 PR(Pulse rate) 맥박/분 RR(Respiratory rate) 호흡/분 BT(Body temperature) 체온 Acute/Chonic ill appearance 급성/만성 병색 Magnetic Resonance Imaging : 자기공명영상 Computed Tomography : 컴퓨터 단층촬영 Sonography : 초음파 촬영술 Echocardiogram, ECHO : 심초음파	pupil reflex 동공반사 –fixed/dilated 고정된/확대된 –constricted 수축된 –pin point 심한 수축 swelling 부종 epistaxis 코피 gum bleeding 잇몸 출혈 LAP lymphadenopathy 림프절 병증 JVE Jugular vein engorgement 경정맥 울혈 JVD Jugular Vein Distention 경정맥 팽대 TD Tracheal Deviation 기관편위 rigidity 강직
3. Chest	**4. Abdomen**
Systemically 대칭적인 chest expansion 가슴 팽창 wheezing 천명음, 쌕쌕거림 stridor 협착음, 그렁거림 rale 수포음 CBS(Clear breathing sound) 정상호흡음 murmur 잡음	Soft/flat 부드러움/편평 Normal bowel sound 정상 장음 T/RT (Tenderness/redound tenderness) 압통/반발통 Palpable mass 촉지되는 종괴, 덩어리 Distension 팽만 Murphy's sign 머피징후/cholecystitis 담낭염 Cullen's sign 쿨렌징후
5. Back/Extremity	
Pitting edema 오목부종 Deformity 변형 CVA Tenderness = Costovertebral angle 늑골척추각 압통	

(11) M/S : Mental Status 의식상태 (LOC/AVPU/GCS)

	GCS(Glasgow Coma Scale) – 뇌손상 의심환자	
LOC : Level of Conscinousness) : 의식 수준단계 Alert(명료) – drowsy(기면) – stupor(혼미) – semicoma(반혼수) – coma(혼수) – unresponsive confuse 혼돈/obtunded(둔감한)	눈뜨기 기능 (Eye Opening : E)	E–4 : 자발적으로(spontaneous) E–3 : 음성에 의해(to speech) E–2 : 통증에 의해(to pain) E–1 : 눈뜨지 않음(none)
AVPU(Scale) Alert(명료) – Verbal responsive – Pain responsive – Unresponsive	언어기능 (Best Verbal Response : V)	V–5 : 지남력 양호(orientated) V–4 : 대화 혼란(confused conversation) V–3 : 언어 혼란(inappropriate words) V–2 : 이해불가능한 소리(incomprehen-sible sounds) V–1 : 발어하지 않음(none)(기관절개 · 삽관 시 : T)
AVPU(Scale) Alert(명료) – Verbal responsive – Pain responsive – Unresponsive	운동기능 (Best Motor Response : M	M–6 : 명령에 따른다(obey commands) M–5 : 통증부위 인식가능(localize pain) M–4 : 회피굴곡 반응(withdraws) M–3 : 이상굴곡 반응(abnormal flexion) M–2 : 사지신전 반응(extension) M–1 : 전혀 움직이지 않음(none)

(12) 병력관련

C/C : Chief Complaints 주호소 Sign & Symptom : 징후 및 증상 Primary problem : 1차문제(주호소의 주된 의학적 문제)	
현재질병(OPQRST–ASPN)	발병상황(시간)(Onset) 유발/완화요인(Provocation/Palliation) 통증의 질(Quality) 부위/방사(Region/Radiation) 심각성(Severity)/ 시간(Time) 연관증상(Associated Symptoms) 적절한 음성적 소견(Pertinent Negatives)
징후와 증상 (Signs and symptoms)	알레르기 (Allergies) 투약 (Medications) 과거력 (Past history) 마지막 경구섭취 (Last oral intake) 질환이나 손상을 유발시킨 사건(Events leading to the injury or illness)
전문외상 처치술 (ABC's)	A : airway and cervical spine immobilization(기도확보와 경부고정) B : breathing support(호흡기능 유지) C : circulation support(순환기능 유지) D : disability(의식상태 판정) E : exposure and continue resuscitation

2. 드레싱관련 연계 학습용어

	한글용어	의학용어		한글용어	의학용어
1	상처	wound	36	오염	contamination
2	찰과상	abrasion	37	EO GAS	Ethylene oxide gas
3	열상	laceration	38	격리	isolation
4	관통상	puncture, penetration	39	혈액	blood
5	자상	stab wound	40	내과	medical
6	결출상	avulsion	41	외과	surgery(surgical)
7	결손	defect	42	내과적손씻기	hand washing
8	절단	amputation	43	장갑착용	gloving
9	절개상	incision	44	필요시	prn
10	교상	bite	45	즉시	stat
11	뱀교상	snake bite	46	헤파린락	heparin lock
12	개교상	dog bite	47	토혈	hematemesis
13	사람교상	human bite	48	객혈	hemoptysis
14	벌에쏘임	bee sting	49	결핵	Tuberculosis(TB)
15	압좌상	crushing injury	50	하의자 ⇨ 상의자	notify(노티)
16	둔상	blunt injury	51	가운착용	gowning
17	타박상	contusion	52	패혈증	sepsis
18	부종	edema	53	발적(홍반)	erythema, redness
19	교통사고	TA(Traffic Accident)	54	농포	pustule
20	상처 부위 소독	Dressing	55	흡입	inhalation
21	출혈	hemorrhage	56	열상	laceration
22	출혈	bleeding	57	둔상	blunt
23	감염	infection	58	부종	edema
24	다툼	human trouble	59	오염	contamination
25	약물중독	drug intoxication	60	흡인기	Suction
26	중독	poisoning	61	위장관출혈	UGI Bleeding
27	설사	diarrhea	62	붕대	EB, Bandage
28	변비	conspitation	63	바인더	binder
29	혈변	melena, hematochezia	64	압박	pressure
30	코피	epistaxis	65	징후	sign
31	비출혈	nasal bleeding	66	증상	symptoms
32	파열	rupture	67	호흡	respiration rate
33	무균	aseptic	68	맥박	pulse
34	세척	irrigation	69	체온	body temperature
35	질병	disease	70	혈압	blood pressure

	한글용어	의학용어		한글용어	의학용어
71	협착	obstruction	108	간기능검사	LFT : liver function test
72	이물질	foreign body	109	만성 폐쇄성 폐질환	COPD
73	경막하출혈	SDH	110	기관지염	bronchitis
74	뇌내출혈	ICH	111	폐렴	pneumonia
75	지주막하 출혈	SAH	112	절대 안정	ABR (Absolute bed rest)
76	뇌실내출혈	IVH	113	입원	adm (admission)
77	수혈	Transfusion	114	식전	ac (before meals)
78	전혈	whole blood	115	객담검사	AFB (acid–fast–bacillus)
79	교차반응검사	Cross matching	116	도뇨관을 삽입	cath (cayheter, catheterize)
80	투약	Medications	117	중심정맥압	CVP (central venous pressure)
81	혈장	plasma	118	포도당 수용액	D/W (dextrose in water)
82	동맥혈가스검사	ABGA	119	진단	Dx (diagnosis)
83	명료	Alert	120	심전도	EKG (electro–cardiogram)
84	기면	drowsy	121	적혈구 침강속도	ESR
85	혼미	stupor	122	방울	gtt (drop, drops)
86	앰플.바이엘	ample, vial	123	신장	ht (height)
87	무반응	unresponsive	124	병력	hx (history)
88	페포산소압	PaO_2; alveolar oxygen pressure	125	중환자실	ICU (intensive care unit)
89	탄산가스분압	$PaCo_2$; Partial pressure Co	126	섭취량과 배설량	I&O (intake and output)
90	중탄산염	bicarbonate(HCO3)	127	금식	NPO (nothing by mouth)
91	혈당측정검사	BST	128	수술	op (operation)
92	당	glucose	129	수술실	OR (operating room)
93	대사성	metabolic	130	기간절개술	tracheostomy
94	처방	order	131	장음	bowel sound
95	부작용	side effect	132	응급수술	emergency op
96	열, 불꽃	flame	133	식후	pc (after meals)
97	알레르기	Allergies	134	제왕절개	C/S(cesarean section)
98	피부	skin	135	절개와 배농	I & D(incision & drainage)
99	이송	transfer	136	박리	debridment
100	협의진료	consult	137	박리와 봉합술	D & S(debridment & suture)
101	구인두기도기	OPA	138	방포	Drapping
102	비인두기도기	NPA	139	외과적 손닦기	Surgical scrub
103	만성 신부전	chronic renal failure	140	마취	anesthesia
104	원인불명열	fever unknown origin(fuo)	141	교차감염	cross infection
105	신장, 요로, 방광	kidney, ureter, bladder	142	지혈	hemostasis
106	영아돌연사 증후군	SIDS	143	생검	biopsy
107	질식분만	vaginal delivery(V/D)	144	수혈용 혈액	packed cell

	한글용어	의학용어		한글용어	의학용어
145	따뜻한 식염수	warm saline	173	피하	subcutaneous
146	정맥내	IV	174	반상출혈	ecchymosis
147	동맥	Artery	175	점상출혈	petechia
148	정맥	vein	176	흉터	scar, cicatrix
149	근육주사	IM	177	가피	crust
150	피하	SC	178	동상	frostbite
151	손가락관장	finger enema	179	욕창	bedsore
152	외상성혈흉	traumatic hemothorax	180	피부염	dermatitis
153	화상	burn	181	두드러기	urticaria
154	배출	drainge	182	대수포(직경 2cm이상)	bulla
155	복부팽창	abdominal distention	183	고름물집, 농포	pustule
156	유치도뇨관	Foley catheter	184	낭	cyst
157	단순됴뇨	Nelaton catheter	185	이식	graft
158	알부민	albumin	186	봉와직염	cellulitis
159	흉관삽입술	thoracostomy	187	편위	deviation
160	기흉	tension pneumothorax	188	쇼크	shock
161	질식	asphyxia	189	마비	paralysis
162	꼴레스골절	colles' fracture	190	폐부종	pulmonary edema
163	탈구, 전위	dislocation	191	저체온	hypothermia
164	압박골절	compression fracture	192	주입	infusion
165	변형	deformity	193	하루(두번,세번,네번)	bid, tid, qid
166	인대	ligament	194	두통	headache
167	힘줄	tendon	195	뇌졸증	stroke
168	근막	fascia	196	구토	vomiting
169	견인	reduction	197	경련	convulsion
170	염좌, 삠	sprain	198	오심	nausea
171	표피	epidermis	199	출혈	hemorrhage
172	진피	dermis	200	출혈	bleeding

3. 구급활동일지 연계 학습 용어

	한글용어	의학용어		한글용어	의학용어
1	내과중환자용 구급차	M-ICU	5	남성	Male
2	노인구급차	SA(Silver Ambulance)	6	여성	Female
3	신고자	applicant	7	나이	age
4	안전벨트	Seat belt	8	신생아	newborn

	한글용어	의학용어		한글용어	의학용어
9	영아	infant	44	증상	symptoms
10	소아	child	45	호흡	respiration rate
11	성인	adult	46	맥박	pulse
12	주부	housewife/homemaker	47	체온	body temperature
13	무직	jobness	48	혈압	blood pressure
14	고용	employment	49	경막외출혈	EDH
15	공무원	civil servant	50	경막하출혈	SDH
16	의사	doctor(Dr.)	51	뇌내출혈	ICH
17	환자	Patient(Pt.)	52	지주막하 출혈	SAH
18	자기공명영상	Magnetic Resonance Imaging(MRI)	53	뇌실내출혈	IVH
19	컴퓨터 단층촬영	Computed Tomography(CT)	54	수혈	Transfusion
20	초음파 촬영술	Sonography	55	알레르기	Allergies
21	심초음파	Echocardiogram, ECHO	56	투약	Medications
22	주호소	C.C(chief complaints)	57	과거력	Past history
23	환자과거력	Phx.	58	마지막 경구섭취	Last oral intake
24	무력감	weakness	59	질환/ 손상을 유발 시킨 사건	Events/injury or illness
25	심폐소생술	CPR	60	발병상황(시간)	Onset
26	토혈	hematemesis	61	유발/완화요인	Provocation/Palliation
27	객혈	hemoptysis	62	통증의 질	Quality
28	결핵	Tuberculosis(TB)	63	부위/방사	Region/Radiation
29	혈당측정검사	BST	64	심각성	Severity
30	염증	inflammation	65	시간	Time
31	평가	assessment	66	연관증상	Associated Symptoms
32	신경외과	NS(Neurosurgery)	67	적절한 음성적 소견	Pertinent Negatives
33	수술	operation	68	의식수준단계	L(LEVEL)OC
34	수술실	operation room	69	명료	Alert
35	입원	admission	70	기면	drowsy
36	퇴원	discharge	71	혼미	stupor
37	외래	opd(Out Patient Department)	72	반혼수	semicoma
38	활력징후	V/S	73	무반응	unresponsive
39	징후	Sign	74	혼돈	confuse
40	사망	Expire	75	둔감한	obtunded
41	심정지	arrest	76	의식소실	L(LOSS)OC
42	도착시사망	DOA	77	의식변화	Mental change
43	위장관출혈	UGI Bleeding	78	명료	alert

	한글용어	의학용어		한글용어	의학용어
79	언어지시반응	verbal responsive	116	비강캐뉼라	nasal cannular
80	통증반응	Painful responsive	117	코피	epistaxis
81	무반응	Unresponsive	118	비출혈	nasal bleeding
82	상처	Wound	119	추정진단	rule out
83	일사병	heat exhaustion	120	복부	abdomen
84	열사병	heat stroke	121	통증	pain
85	구역반사	gag reflex	122	복부팽만	physconia
86	오염	contamination	123	우상복부	RUQ
87	알레르기 반응검사	AST	124	우하복부	RLQ
88	흉통	Chest Pain	125	좌상복부	LUQ
89	심근경색	myocardial infarction(MI)	126	좌하복부	LLQ
90	급성	acute	127	LAB	검사
91	만성	chronic	128	Blood test	피검사
92	협심증	angina pectoris	129	압통	tenderness
93	니트로글리세린	NTG	130	일반외과	GS
94	기도	Airway	131	사분면(상한의)	Quadrant
95	협착	obstruction	132	금식	NPO
96	이물질	foreign body	133	면도	Shaving
97	교상	bite	134	천공	perforation
98	뱀교상	snake bite	135	경련	spasm
99	개교상	dog bite	136	복막	peritoneum
100	사람교상	human bite	137	복막염	peritonitis
101	벌에쏘임	bee sting	138	요통	low back pain
102	다툼	human trouble	139	요통	lumbago
103	자살	suicide	140	방사	radiation
104	약물중독	drug intoxication	141	교통사고	in car TA
105	중독	poisoning	142	교통사고	out car TA
106	설사	diarrhea	143	경추	C-SPINE
107	변비	conspitation	144	흉추	T-SPINE
108	혈변	melena, hematochezia	145	요추	L-SPINE
109	빈맥	tachycardia	146	갈비뼈	rib
110	서맥	bradycardia	147	기흉	pneumothorax
111	비스테로이드 약물	NSAID	148	혈흉	hemothorax
112	무호흡	apnea	149	바늘	needle
113	호흡곤란	dyspnea	150	감압	decompression
114	과호흡	hyperventilation	151	골절	fracture
115	자가호흡	self respiration	152	척추고정장비	KED

	한글용어	의학용어		한글용어	의학용어
153	척추고정판	LBB	190	불면증	insomnia
154	분만	delivery,para	191	수포	blister
155	임신	pregnancy	192	농포	pustule
156	유산	abortion	193	흡입	inhalation
157	조기양막파열	PROM	194	열상	laceration
158	분만예정일	EDC	195	둔상	blunt
159	마지막월경일	LMP	196	부종	edema
160	파열	rupture	197	부종	swelling
161	심계항진	palpitation	198	두개골	skull
162	배뇨장애	dysuria	199	이마	forehead
163	질출혈	vaiginal bleeding	200	손발이저리다	paresthesia
164	저체온증	hypothermia	201	움직임	motor
165	열성경련	febrile seizure	202	감각	sensor
166	현기증	dizziness	203	흡인	suction
167	빈혈	anemia	204	산소	O_2
168	마비	paralysis	205	백밸브마스크	BVM
169	숨막히는	chocking	206	피내	intradermal
170	무감각	numbness	207	피하	subcutaneous
171	간염	hepatitis	208	근육	muscle
172	낙상	slip down	209	정맥	vein
173	추락	fall down	210	동맥	artery
174	성적피해(성폭행)	rape	211	주사	injection
175	성폭력	sexual violence	212	골내	osteo
176	질식	asphyxia	213	상처처치	dressing
177	곤충	insect	214	충격	shock
178	편마비	hemiplegia	215	기관내삽관	intubation
179	사지마비	quadriplegia	216	봉합	suture
180	익수	drowning	217	실밥제거	stitch out
181	사고	accident	218	응급실	ER
182	자상	stab wound	219	응급의학과	EM
183	관통상	penetration	220	응급구조사	EMT
184	관통상	puncture	221	간호사	Nurse
185	화상	burn	222	이송	transfer
186	열, 불꽃	flame	223	경정맥 팽대	JVD Jugular Vein Distention
187	하반신마비	paraplegia	224	기관편위	TD Tracheal Deviation
188	허혈	ischemia	225	교차반응검사	crossmatching
189	전신쇠약	cachexia, general weakness	226	수혈	transfusion

	한글용어	의학용어		한글용어	의학용어
227	거부	refuse	233	의식사정	disability
228	처리, 연결하다	arrange	234	개방	exposure
229	고혈압	HTN (Hypertension)	235	1차	Primary
230	저혈압	Hyportension	236	열	Fever
231	지속적인	continuous	237	땀	Sweat
232	순환	circulation	238	오한	Chill

4. 검사결과

표1. 동맥혈 가스 분석 결과 정상치

구성요소	동맥혈	정맥혈
pH	7.4(7.35~7.45)	7.36(7.31~7.41)
$PaCO_2$	40(35~45)	35~40
PaO_2	100(80~100)	41~51
Bicarbonate(HCO_3^-, 중탄산염)	24(22~26)	22~28

표2. 성인의 1일 평균 수분섭취와 배설

	수분섭취		수분배설
수액섭취	1,500mL	소변	1,500mL
음식 속의 수분	800mL	대변	100mL
산화수	300mL	불감상실	600mL
		호흡	400mL
계	2,600mL		2,600mL

참고문헌

- 김원옥 외(2015). 근거기반 기본간호중재. 수문사
- 김진수 외(2020). 융합 STEAM 교육의 이해. 공감북스
- 대한응급구조사협회(2016). 응급처치와 심폐소생술. 한미의학
- 서길준, 오수일, 이원태(2021). 사진으로 배우는 응급처치와 심폐소생술. 의학서원
- 신재한, 최은경(2015). STEAM 융합교육을 위한 교육 과정설계 및 적용. 교육과학사
- 임상의학용어연구회(2019). 의학용어 BM시리즈9. 의학서원
- 전국응급수조과교수협의회(2021). 응급환자관리학. 대학서림
- 전국응급수조과교수협의회(2018). 응급환자평가. 한미의학
- 정선화(2019). 뚝딱뚝딱 나만의 감정 이모티콘 만들기. 가나출판사
- 한국과학창의재단(2018). 과학이 좋아지는 STEAM. 경성문화사
- 소방청(2019). 소방차 구급차 종이접기 도안. https://www.nfa.go.kr
- http://www.emt.or.kr/emrrsc/emrrsc_base/emrrsc_main/emt_oath. 응급구조사 선서문

어느새

여러분과 작별한 시간이 다가왔네요.

킴 아저씨는 여러분들을 만나서 너무나 행복하고 좋았어요.

여러분들도 같은 생각이시죠? ^^

이게 뭐지 하면서도 함께 웃으며 따라와 주었던

여러분들의 모습들이 새록새록 떠오르네요.

이 책에서의 만남은 끝나지만 저는 항상 여러분 곁에 있을 거예요.

힘들고 지칠 때 킴 아저씨를 찾아주세요.

함께했던 기억들을 떠올려주세요.

여러분들은 행복한 사람입니다.

소중한 사람입니다.

우리 또 만나요. 안농

킴 아저씨와 이별

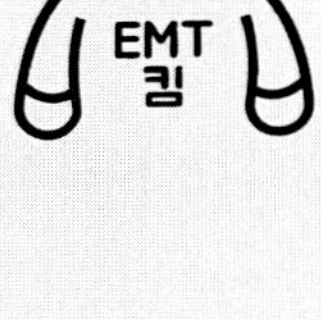

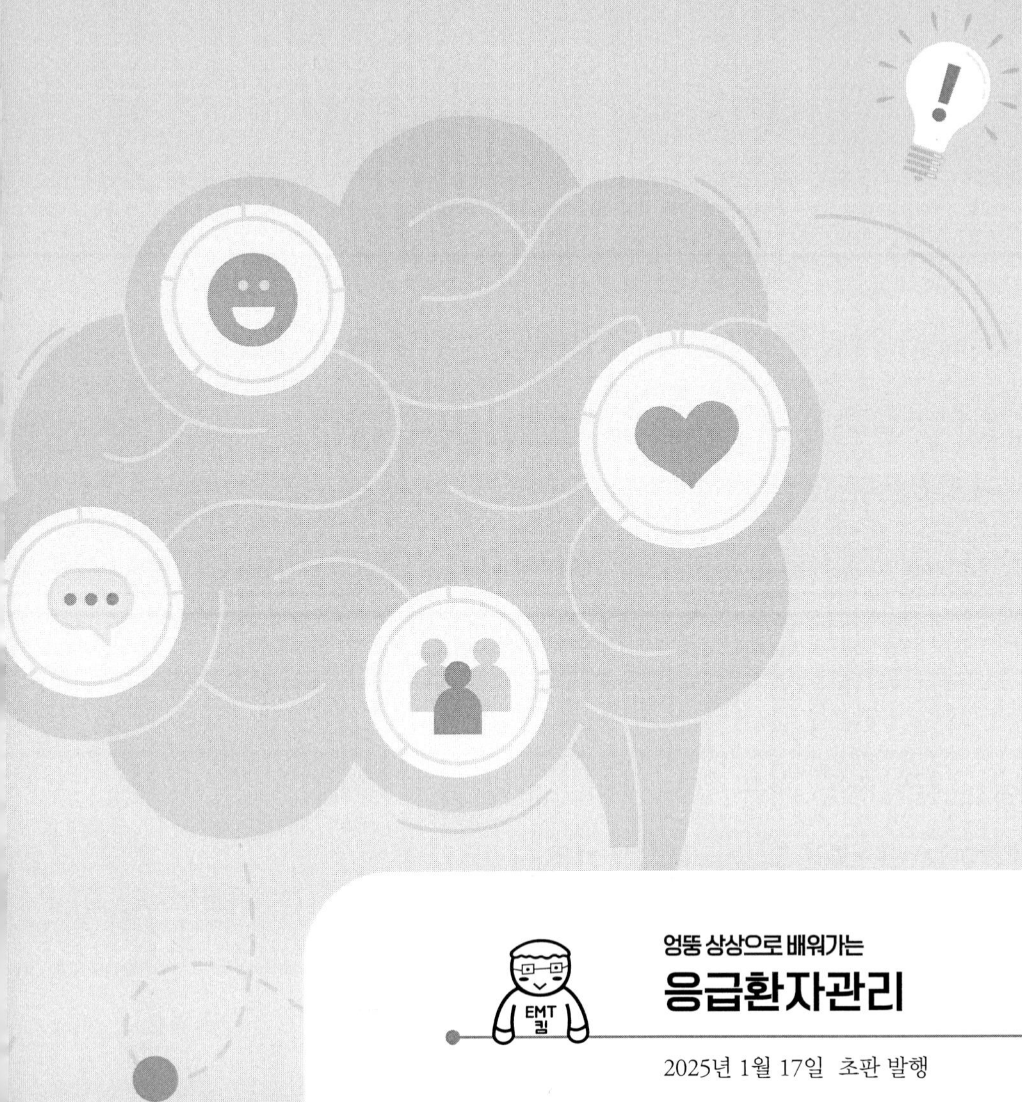

엉뚱 상상으로 배워가는

응급환자관리

2025년 1월 17일 초판 발행

저자 김수태
발행인 윤진영
발행처 도서출판 대학서림
주소 03076 서울특별시 종로구 혜화로2길 8
전화 02.745.1220 02.763.1220
팩스 02.744.1210
홈페이지 http://www.daihaks.com
등록번호 제1-88호
정가 17,000원
ISBN 978-89-6940-339-1 93510

단 어 집

이 름:

학 번:

Pain (통증)	ache	통증, 대개 부위와 연결해서 사용
	headache	두통
	muscle ache	근육통
	toothache	치통
	back ache	요통
	back pain	요통
	lumbago	요통
	acute	급성
	chronic	만성
	sharp	찌르듯이
	burning	타는듯한
	dull	둔한 (우리하게 오는)
	intermittent	간헐적인
	continuous	지속적인
	radiation	방사통
	numb	마비가 되다. 저리다.
	paresthesia	손발이 저리다
	uncomfortable	단순히 불편함
	itchy	가려운
	asleep	(근육, 뼈 등이) 감각없이 저리다

– 학습용어(의학용어) 사용법 –

1. 학기 중 또는 실습기간에 수시로 암기하기.
2. 실습 내 용어와 관련된 환자 또는 내용이 있으면 색깔펜으로 표시하기
3. 새용어 공란에 적어보기

(1) C/C : Chief Complaints 주호소 Sign & Symptom : 징후 및 증상 Primary problem : 1차문제(주호소의 주된 의학적 문제)	
현재질병 (OPQRST–ASPN)	발병상황(시간)(Onset) 유발/완화요인(Provocation/Palliation) 통증의 질(Quality) 부위/방사(Region/Radiation) 심각성(Severity)/ 시간(Time) 연관증상(Associated Symptoms) 적절한 음성적 소견(Pertinent Negatives)
후와 증상 (Signs and symptoms)	알레르기 (Allergies) 투약 (Medications) 과거력 (Past history) 마지막 경구섭취 (Last oral intake) 질환이나 손상을 유발시킨 사건 (Events leading to the injury or illness)
전문외상 처치술 (ABC's)	A : airway and cervical spine immobilization (기도확보와 경부고정) B : breathing support(호흡기능 유지) C : circulation support(순환기능 유지) D : disability(의식상태 판정) E : exposure and continue resuscitation

(2) M/S : Mental Status 의식상태 (LOC/AVPU/GCS)	
LOC : Level of Conscinousness) : 의식 수준단계	Alert(명료) – drowsy(기면) – stupor(혼미) – semicoma(반혼수) – coma(혼수) – unresponsive confuse 혼돈/obtunded(둔감한)
AVPU(Scale)	Alert(명료) – Verbal responsive – Pain responsive – Unresponsive
convulsion seizure Last normal time First abnormal time	경련 발작 정상적 모습을 마지막으로 본시간 비정상적인 모습을 처음 본시간

GCS(Glasgow Coma Scale) – 뇌손상 의심환자	
눈뜨기 기능 (Eye Opening : E)	E–4 : 자발적으로(spontaneous) E–3 : 음성에 의해(to speech) E–2 : 통증에 의해(to pain) E–1 : 눈뜨지 않음(none
언어기능 (Best Verbal Response : V)	V–5 : 지남력 양호(orientated) V–4 : 대화 혼란(confused conversation) V–3 : 언어 혼란(inappropriate words) V–2 : 이해불가능한 소리(incomprehensible sounds) V–1 : 발어하지 않음(none)(기관절개 · 삽관시 : T)
운동기능 (Best Motor Response : M	M–6 : 명령에 따른다(obey commands) M–5 : 통증부위 인식가능(localize pain) M–4 : 회피굴곡 반응(withdraws) M–3 : 이상굴곡 반응(abnormal flexion) M–2 : 사지신전 반응(extension) M–1 : 전혀 움직이지 않음(none)

(3) P/H, PMHx : Past History(과거력)

DM (Diabetes mellitus) 당뇨
HTN (Hypertension) 고혈압
HTN (Hyportension) 저혈압
Pul. Tbc (Pulmonary Tuberculosis) 폐결핵
MI (Myocardial Infarction) 심근경색
Angina pectoris 협심증
Hyperlipidemia 고지혈증
Hepatitis 간염
 –HAV A형간염, HBV B형간염, HCV C형간염
Fatty liver 지방간
LC (Liver cirrhosis) 간경화
Ca. (Cancer) 암
BPH (Benign Prostatic Hypertrophy) 전립선비대증
Med. (Medication) 약물복용

(4) S/H, SHx : Social History 사회력

Alcohol 음주력
Smoking 흡연력
occupation 직업
(G–P–A–L)
임신력(Gravida) : 몇 번 임신했는가?
출산력(Para/Parity) : 몇 번 출산했는가?
유산력(Abortions) : 몇 번 유산했는가?(자연유산포함하여)
생존한 아이(Living baby) : 몇 명의 아이가 살아 있는가?

*분만예정일(EDC) : Expected Date Confinement
마지막월경일(LMP) : Last Menstrual Period
*T(term birth) : 만삭 출산수(37–42주)
P(Preterm birth) : 조산 출산수(20–37주)

(5) ROS : Review of system 계통별 문진

(General)
Fever(열) – 열 (high fever 고열, slight fever 미열)
Chill(오한)
Sweating(발한) – night sweat 밤에 땀을 흘림
Wt.loss/gain(체중감소/증가)
Poor oral intake 식욕부진
Fatigue 피로감
General weakness 전신 쇠약
Edema 부종
sneeze 재채기
hiccup 딸꾹질
insomnia 불면증
pale 주로 얼굴에, 핏기가 없는

(5) ROS : Review of system 계통별 문진

2. Head
- Headache 두통
- Loss of vision 시력손실
- Visual disturbance 시력장애
- Injection 충혈
- Loss of hearing 청력손실
- Tinnitus 이명
- Otalgia 귀통증

3. Respiratory/Chest
- Dyspnea 호흡곤란
- Orthopnea 기좌호흡
- C/S/R Cough 기침
- Sputum 가래
- Rhinorrhea 콧물
- Chest Pain 가슴통증
- Palpitation 심계항진, 두근거림
- cardiac arrest 심정지
- hemoptysis 객혈
- hemetemesis 토혈

(5) ROS : Review of system 계통별 문진

5. Genitourinary system 비뇨생식기계통
- Frequency urination 빈뇨
- Oliguria 핍뇨
- Auria 무뇨
- Hematuria 혈뇨
- Polyuria 다뇨
- Dysuria 배뇨장애
- Urinary incontinence 요실금
- Nocturia 야간뇨

6. Female reproductive system 여성생식기계통
- menstural cramp, dysmenorrhea 월경통
- LMP (Last menstrual Period) 마지막 월경일
- Menarche 초경
- menopause 폐경기

(5) ROS : Review of system 계통별 문진

4. Abdomen
- Abdominal pain 복통
  - RUQ pain 우상복부 통증
  - RLQ pain 우하복부 통증
  - LUQ pain 좌상복부 통증
  - LLQ pain 좌하복부 통증
- Epigastric pain 상복부 통증
- epigastric region 명치부위
- Dyspepsia 소화불량

A/N/V/D/C
- Anorexia 식욕부진
- Nausea 오심 Vomiting 구토
- Diarrhea 설사 Constipation 변비
- Hematemesis 토혈
- Hematochezia 혈변
- Melena 흑색변

(5) ROS : Review of system 계통별 문진

7. 신경근육계
- Dizziness 어지럼증
- Vertigo 현훈
- Numbness 무감각, 저림
- Tingling 저림
- Hemiplegia 반신마비, 편마비
- Quadriplegia, Tetraplegia 사지마비
- Dysesthesia, Paresthesia 감각이상
- Hypoesthesia 감각저하
- Cramp 근육경련

8. 신경정신계
- anxiety 불안
- Insomnia 불면증
- somnipathy 수면장애
- Hallucination 환각

(6) P/E : Physical Examination 신체 검진 (이학적 검사)

1. G/A General Appearance 일반적 사항, 외관
V/S Vital sign– BP(blood presure) 혈압
SBP : Systolic BP 수축기 혈압
DBP : Diastolic BP 이완기 혈압
PR(Pulse rate) 맥박/분
RR(Respiratory rate) 호흡/분
BT(Body temperature) 체온
Acute/Chonic ill appearance 급성/만성 병색
Magnetic Resonance Imaging : 자기공명영상
Computed Tomography : 컴퓨터 단층촬영
Sonography : 초음파 촬영술
Echocardiogram, ECHO : 심초음파

2. HEENT/Neck : Head, Eye, Ear, Nose, Thorax
pupil reflex 동공반사
–fixed/dilated 고정된/확대된
–constricted 수축된
–pin point 심한 수축
swelling 부종
epistaxis 코피
gum bleeding 잇몸 출혈
LAP lymphadenopathy 림프절 병증
JVE Jugular vein engorgement 경정맥 울혈
JVD Jugular Vein Distention 경정맥 팽대
TD Tracheal Deviation 기관편위
rigidity 강직

	한글용어	의학용어
1	염증	inflammation
2	찰과상	abrasion
3	열상	laceration
4	관통상	puncture, penetration
5	자상	stab
6	결출상	avulsion
7	결손	defect
8	절단	amputation
9	절개상	incision
10	교상	bite
11	화상	burn
12	타박상	contusion
13	화염 화상	flam burn
14	섬광 화상	flash burn
15	화학 화상	chemical burn
16	전기 화상	electrical burn
17	흡입 화상	inhalation burn
18	열탕화상	scalding burn
19	증기화상	steam burn
20	방사선 화상	radiation burn
21	무균	aseptic
22	평가	assessment
23	평가, 사정	evaluation
24	개 교상	dog bite
25	뱀 교상	snake bite

(6) P/E : Physical Examination 신체 검진 (이학적 검사)

3. Chest
Systemically 대칭적인
chest expansion 가슴 팽창
wheezing 천명음, 쌕쌕거림
stridor 협착음, 그렁거림
rale 수포음
CBS(Clear breathing sound) 정상호흡음
murmur 잡음

4. Abdomen
Soft/flat 부드러움/편평
Normal bowel sound 정상 장음
T/RT (Tenderness/redound tenderness) 압통/반발통
Palpable mass 촉지되는 종괴, 덩어리
Distension 팽만
Murphy's sign 머피징후/cholecystitis 담낭염
Cullen's sign 쿨렌징후

5. Back/Extremity
Pitting edema 오목부종
Deformity 변형
CVA Tenderness
= Costovertebral angle 늑골척추각 압통

	한글용어	의학용어
1	곤충 교상	insect bite
2	벌쏘임	bee sting
3	식중독	food poisoning
4	이물질	foreign body
5	일산화탄소 중독	CO intoxication
6	중독	poisoning
7	아나필락시스 쇼크	anaphylaxis shock
8	항생제	antibiotic
9	오염	contamination
10	구역반사	gag reflex
11	열사병	heat stroke
12	일사병	heat exhaution
13	뇌졸중	stroke
14	불완전 자극	irritability
15	권태감	malaise
16	고/저칼륨혈증	hyper/hypokalemia
17	고/저나트륨혈증	hyper/hyponatremia
18	전해질 불균형	electrolyte unbalance
19	대사장애	metabolic disorder
20	천공	perforation
21	세척	irrigation
22	봉합	suture
23	설하	sublingual
24	압좌상	crushing injury
25	둔상	blunt injury

	한글용어	의학용어
1	둔상	blunt injury
2	입원	admission
3	퇴원, 삼출물	discharge
4	대뇌피질자세	decorticate posture
5	제뇌자세	decerebrate posture
6	부정맥	arrhythmia
7	역류	regurgitation
8	교통사고	TA Traffic Accident
9	뇌졸중	Stroke/CVA Cerebrovascular Accident
10	배액관	Drainge
11	정맥내 주사	I.V
12	피하주사	S.C
13	근육주사	I.M
14	피내주사	I.D
15	골내주사	I.O
16	생리식염수	N.S
17	포도당 생리식염수	D.S
18	포도당	D.W
19	하트만	H.S
20	하트만 덱스토르	H.D
21	봉합	Suture
22	봉합사제거	Stich out
23	소독	Dressing
24	흡인	Suction
25	동맥혈가스검사	ABGA

	한글용어	의학용어
1	토혈	hematemesis
2	객혈	hemoptysis
3	결핵	Tuberculosis(TB)
4	혈당측정검사	BST
5	환자	Patient(Pt.)
6	자기공명영상	Magnetic Resonance Imaging(MRI)
7	컴퓨터 단층촬영	Computed Tomography(CT)
8	초음파 촬영술	Sonography
9	심초음파	Echocardiogram, ECHO
10	주호소	C.C(chief complaints)
11	환자과거력	Phx.
12	두통	headache
13	뇌졸증	stroke
14	구토	vomiting
15	경련	convulsion
16	오심	nausea
17	무력감	weakness
18	출혈	hemorrhage
19	출혈	bleeding
20	위장관출혈	UGI Bleeding
21	외래	opd(Out Patient Department)
22	수술	operation
23	수술실	operation room
24	의사	doctor(Dr.)
25	성인	adult

	한글용어	의학용어
1	도착시 사망	DOA(Death of arrival) :
2	흉부압박	Compression
3	기관삽관	Intubation
4	인공 호흡기	Ventilator
5	기관절개술	Tracheostomy
6	과다출혈	Active bleeding
7	심정지	Cardiac arrest
8	심정지때 사용 약물	Ephi(Epinephrine)
9	적혈구	RBC
10	백혈구	WBC
11	헤모글로빈	Hb
12	중심정맥압	CVP(Central venous pressure)
13	증상	symptoms
14	호흡	respiration rate
15	맥박	pulse
16	체온	body temperature
17	혈압	blood pressure
18	경막외출혈	EDH
19	경막하출혈	SDH
20	뇌내출혈	ICH
21	지주막하 출혈	SAH
22	뇌실내출혈	IVH
23	수혈	Transfusion
24	알레르기	Allergies
25	투약	Medications

	한글용어	의학용어
1	내과중환자용	M-ICU 구급차
2	노인구급차	SA(Silver Ambulance)
3	신고자	applicant
4	안전벨트	Seat belt
5	남성	Male
6	여성	Female
7	나이	age
8	신생아	newborn
9	영아	infant
10	소아	child
11	명료	Alert
12	기면	drowsy
13	혼미	stupor
14	반혼수	semicoma
15	무반응	unresponsive
16	혼돈	confuse
17	둔감한	obtunded
18	의식소실	L(LOSS)OC
19	의식변화	Mental change
20	명료	alert
21	언어지시반응	verbal responsive
22	통증반응	Painful responsive
23	무반응	Unresponsive
24	의식수준단계	L(LEVEL)OC
25	사망	Expire

	한글용어	의학용어
1	알레르기 반응검사	AST
2	흉통	Chest Pain
3	심근경색	myocardial infarction(MI)
4	급성	acute
5	만성	chronic
6	협심증	angina pectoris
7	니트로글리세린	NTG
8	기도	Airway
9	협착	obstruction
10	이물질	foreign body
11	교상	bite
12	뱀교상	snake bite
13	개교상	dog bite
14	사람교상	human bite
15	벌에쏘임	bee sting
16	다툼	human trouble
17	자살	suicide
18	약물중독	drug intoxication
19	중독	poisoning
20	설사	diarrhea
21	변비	conspitation
22	혈변	melena, hematochezia
23	빈맥	tachycardia
24	서맥	bradycardia
25	비스테로이드 약물	NSAID

	한글용어	의학용어
1	무호흡	apnea
2	호흡곤란	dyspnea
3	과호흡	hyperventilation
4	자가호흡	self respiration
5	비강캐뉼라	nasal cannular
6	코피	epistaxis
7	비출혈	nasal bleeding
8	추정진단	rule out
9	복부	abdomen
10	통증	pain
11	복부팽만	physconia
12	우상복부	RUQ
13	우하복부	RLQ
14	좌상복부	LUQ
15	좌하복부	LLQ
16	LAB	검사
17	Blood test	피검사
18	압통	tenderness
19	일반외과	GS
20	사분면(상한의)	Quadrant
21	금식	NPO
22	면도	Shaving
23	천공	perforation
24	경련	spasm
25	복막	peritoneum

	한글용어	의학용어
1	복막염	peritonitis
2	요통	low back pain
3	요통	lumbago
4	방사	radiation
5	교통사고	in car TA
6	교통사고	out car TA
7	경추	C-SPINE
8	흉추	T-SPINE
9	요추	L-SPINE
10	갈비뼈	rib
11	기흉	pneumothorax
12	혈흉	hemothorax
13	바늘	needle
14	감압	decompression
15	골절	fracture
16	척추고정장비	KED
17	척추고정판	LBB
18	분만	delivery,para
19	임신	pregnancy
20	유산	abortion
21	조기양막파열	PROM
22	분만예정일	EDC
23	마지막월경일	LMP
24	파열	rupture
25	심계항진	palpitation

	한글용어	의학용어
1	배뇨장애	dysuria
2	질출혈	vaiginal bleeding
3	저체온증	hypothermia
4	열성경련	febrile seizure
5	현기증	dizziness
6	빈혈	anemia
7	마비	paralysis
8	숨막히는	chocking
9	무감각	numbness
10	간염	hepatitis
11	낙상	slip down
12	추락	fall down
13	성적피해(성폭행)	rape
14	성폭력	sexual violence
15	질식	asphyxia
16	곤충	insect
17	편마비	hemiplegia
18	사지마비	quadriplegia
19	익수	drowning
20	사고	accident
21	자상	stab wound
22	관통상	penetration
23	관통상	puncture
24	화상	burn
25	열, 불꽃	flame

	한글용어	의학용어
1	하반신마비	paraplegia
2	허혈	ischemia
3	전신쇠약	cachexia, general weakness
4	불면증	insomnia
5	수포	blister
6	농포	pustule
7	흡입	inhalation
8	열상	laceration
9	둔상	blunt
10	부종	edema
11	부종	swelling
12	두개골	skull
13	이마	forehead
14	손발이저리다	paresthesia
15	움직임	motor
16	감각	sensor
17	흡인	suction
18	산소	O2
19	백밸브마스크	BVM
20	피내	intradermal
21	피하	subcutaneous
22	근육	muscle
23	정맥	vein
24	동맥	artery
25	주사	injection

	한글용어	의학용어
1	골내	osteo
2	상처처치	dressing
3	충격	shock
4	기관내삽관	intubation
5	봉합	suture
6	실밥제거	stitch out
7	응급실	ER
8	응급의학과	EM
9	응급구조사	EMT
10	간호사	Nurse
11	이송	transfer
12	교차반응검사	crossmatching
13	수혈	transfusion
14	거부	refuse
15	처리, 연결하다	arrange
16	고혈압	HTN (Hypertension)
17	저혈압	Hyportension
18	지속적인	continuous
19	순환	circulation
20	의식사정	disability
21	개방	exposure
22	1차	Primary
23	열	Fever
24	땀	Sweat
25	오한	Chill

	한글용어	의학용어
1	경정맥 팽대	JVD Jugular Vein Distention
2	기관편위	TD Tracheal Deviation
3	염증	inflammation
4	상처	Wound
5	개방성 상처	Open Wound
6	오염	contamination
7	활력징후	V/S
8	징후	Sign
9	사람교상	human bite
10	벌에쏘임	bee sting
11	압좌상	crushing injury
12	둔상	blunt injury
13	타박상	contusion
14	부종	edema
15	교통사고	TA(Traffic Accident)
16	상처 부위 소독	Dressing
17	출혈	hemorrhage
18	출혈	bleeding
19	감염	infection
20	다툼	human trouble
21	약물중독	drug intoxication
22	설사	diarrhea
23	변비	conspitation
24	혈변	melena, hematochezia
25	코피	epistaxis

	한글용어	의학용어
1	비출혈	nasal bleeding
2	파열	rupture
3	무균	aseptic
4	세척	irrigation
5	질병	disease
6	오염	contamination
7	EO GAS	Ethylene oxide gas
8	격리	isolation
9	혈액	blood
10	내과	medical
11	외과	surgery(surgical)
12	내과적손씻기	hand washing
13	장갑착용	gloving
14	필요시	prn
15	즉시	stat
16	헤파린락	heparin lock
17	가운착용	gowning
18	패혈증	sepsis
19	발적(홍반)	erythema,redness
20	농포	pustule
21	흡입	inhalation
22	열상	laceration
23	둔상	blunt
24	부종	edema
25	붕대	EB,Bandage

	한글용어	의학용어
1	바인더	binder
2	압박	pressure
3	징후	sign
4	증상	symptoms
5	호흡	respiration rate
6	맥박	pulse
7	체온	body temperature
8	혈압	blood pressure
9	협착	obstruction
10	이물질	foreign body
11	경막하출혈	SDH
12	뇌내출혈	ICH
13	지주막하 출혈	SAH
14	뇌실내출혈	IVH
15	수혈	Transfusion
16	알레르기	Allergies
17	투약	Medications
18	화상	burn
19	열, 불꽃	flame
20	앰플.바이엘	ample, vial
21	페포산소압	PaO_2; alveolar oxygen pressure
22	탄산가스분압	$PaCo_2$; Partial pressure Co
23	중탄산염	bicarbonate(HCO3)
24	당	glucose
25	대사성	metabolic

	한글용어	의학용어
1	처방	order
2	부작용	side effect
3	전혈	whole blood
4	토혈	hematemesis
5	객혈	hemoptysis
6	결핵	Tuberculosis(TB)
7	구인두기도기	OPA
8	비인두기도기	NPA
9	만성 신부전	chronic renal failure
10	원인불명열	fever unknown origin(fuo)
11	신장, 요로, 방광	kidney, ureter, bladder
12	영아돌연사 증후군	SIDS
13	질식분만	vaginal delivery(V/D)
14	간기능검사	LFT : liver function test
15	만성 폐쇄성 폐질환	COPD
16	기관지염	bronchitis
17	폐렴	pneumonia
18	절대 안정	ABR (Absolute bed rest)
19	입원	adm (admission)
20	식전	ac (before meals)
21	객담검사	AFB (acid-fast-bacillus)
22	도뇨관을 삽입	cath (cayheter, catheterize)
23	중심정맥압	CVP (central venous pressure)
24	포도당 수용액	D/W (dextrose in water)
25	진단	Dx (diagnosis)

	한글용어	의학용어
1	심전도	EKG (electro-cardiogram)
2	적혈구 침강속도	ESR
3	방울	gtt (drop, drops)
4	신장	ht (height)
5	병력	hx (history)
6	중환자실	ICU (intensive care unit)
7	섭취량과 배설량	I&O (intake and output)
8	금식	NPO (nothing by mouth)
9	수술	op (operation)
10	수술실	OR (operating room)
11	식후	pc (after meals)
12	제왕절개	C/S(cesarean section)
13	절개와 배농	I & D(incision & drainage)
14	박리	debridment
15	박리와 봉합술	D & S(debridment & suture)
16	방포	Drapping
17	외과적 손닦기	Surgical scrub
18	마취	anesthesia
19	교차감염	cross infection
20	지혈	hemostasis
21	생검	biopsy
22	수혈용 혈액	packed cell
23	따뜻한 식염수	warm saline
24	정맥내	IV
25	동맥	Artery

	한글용어	의학용어
1	정맥	vein
2	손가락관장	finger enema
3	외상성혈흉	traumatic hemothorax
4	피부	skin
5	이송	transfer
6	기간절개술	tracheostomy
7	협의진료	consult
8	하의자->상의자	notify(노티)
9	장음	bowel sound
10	응급수술	emergency op
11	배출	draingc
12	복부팽창	abdominal distention
13	유치도뇨관	Foley catheter
14	단순도뇨	Nelaton catheter
15	혈장	plasma
16	알부민	albumin
17	흉관삽입술	thoracostomy
18	기흉	tension pneumothorax
19	질식	asphyxia
20	꼴레스골절	colles' fracture
21	탈구, 전위	dislocation
22	압박골절	compression fracture
23	변형	deformity
24	인대	ligament
25	힘줄	tendon

	한글용어	의학용어
1	근막	fascia
2	견인	reduction
3	염좌, 삠	sprain
4	표피	epidermis
5	진피	dermis
6	피하	subcutaneous
7	반상출혈	ecchymosis
8	점상출혈	petechia
9	흉터	scar, cicatrix
10	가피	crust
11	동상	frostbite
12	욕창	bedsore
13	피부염	dermatitis
14	두드러기	urticaria
15	대수포	bulla(직경 2cm이상)
16	고름물집, 농포	pustule
17	낭	cyst
18	이식	graft
19	봉와직염	cellulitis
20	편위	deviation
21	쇼크	shock
22	마비	paralysis
23	폐부종	pulmonary edema
24	저체온	hypothermia
25	주입	infusion

	한글용어	의학용어
1	굽힘	flexion
2	폄	extension
3	벌림	abduction
4	모음	adduction
5	휘돌림	circumduction
6	가쪽회전	(lateral rotation) supination
7	안쪽회전	(medial rotation) pronation
8	안쪽번짐(내번)	inversion
9	가쪽번짐(외번)	eversion
10	회전	rotation
11	두개골	skull
12	흉골	sternum
13	늑골	rib
14	척주	vertebral column
15	쇄골	clavicle
16	견갑골	clavicle
17	상완골	humerus
18	요골	radius
19	척골	ulna
20	수근골(손목뼈)	carpals
21	중수골(손허리뼈)	metacarpals
22	지골(손가락뼈)	phalanges
23	골반(엉덩뼈)	pelvis(ilium)
24	대퇴골	femur
25	슬개골	patella

	한글용어	의학용어
1	경골	tibia
2	비골	fibula
3	족근골(발목뼈)	tarsals
4	중족골(발허리뼈)	metatarsals
5	지골 발가락뼈	phalanges
6	엄지손가락	thumb
7	발가락	toe
8	발바닥	plantar
9	뒤꿈치뼈	calcaneous
10	근위-원위	proximal-distal
11	호흡곤란	dyspnea
12	조화운동장애	dystaxia
13	배뇨통	dysuria
14	폐 공기증	emphysema
15	토혈	hematemesis
16	혈뇨	hematuria
17	반 부전마비	hemiparesis
18	객혈	hemoptysis
19	혈액복막	hemoperitoneum
20	동맥류	aneurysm
21	협심증	angina pectoris
22	무뇨증	anuria
23	실어증	aphasia
24	무호흡	apnea
25	부정맥	arrhythmia

	한글용어	의학용어
1	정지	arrest
2	질식	asphyxia
3	뇌사	brain death
4	기관지연축	bronchospasm
5	뇌 타박상	cerebral contusion
6	혼수	coma
7	혼돈	confusion
8	의식	consciousness
9	경련	convulsion
10	편위	deviation
11	연하곤란	dysphagia
12	동공	pupil
13	반혼수	semicoma
14	패혈증	sepsis
15	쇼크	shock
16	경련	spasm
17	혼미	stupor
18	떨림	tremor
19	심실 중격 결손	ventricular septal defects
20	기흉	pneumothorax
21	혈흉	hemothorax
22	수두증	hydrocephalus
23	고탄산혈증	hypercapnia
24	고혈당증	hyperglycemia
25	고혈압성 신장질환	hypertensive nephropathy

	한글용어	의학용어
1	저체온	hypothermia
2	저탄산증	hypocapnia
3	저혈당증	hypoglycemia
4	저산소증	hypoxia
5	저혈량증	hypovolemia
6	국소빈혈	ischemia
7	핍뇨	oliguria
8	기좌호흡	orthopnea
9	마비	paralysis
10	하반신 마비	paraplegia
11	흉수	pleural effusion
12	폐 부종	pulmonary edema
13	들숨	inspiration
14	날숨	expiration
15	흡인	aspiration
16	질식	asphyxia
17	무호흡	apnea
18	정상호흡	eupnea
19	호흡곤란	dypnea
20	느린호흡	bradypnea
21	빠른호흡	tachypnea
22	과호흡	hyperventilation
23	저산소증	hypoxia
24	저산소혈증	hyperoxia
25	쉰목소리	hoarseness

	한글용어	의학용어
1	객혈	hemoptysis
2	기침	cough
3	가래	sputum
4	콧물	rhinorrhea
5	기좌호흡	orthopnea
6	비염	rhinitis
7	부비동염	sinusitis
8	편도염	tonsillitis
9	코감기	coryza
10	크룹	croup
11	기관염	tracheitis
12	기관지확장증	bronchiectasis
13	천식	asthma
14	무기폐	atelectasis
15	폐기종	emphysema
16	폐렴	pneumonia
17	진폐증	pneumoconiosis
18	폐농양	pulmonary abscess
19	폐부종	pulmonary edema
20	폐색전증	pulmonary embolism
21	폐결핵	pulmonary tuberculosis
22	가슴막염, 흉막염	pleurisy
23	농흉	empyema, pyothorax
24	기흉	pneumothorax
25	혈흉	hemothorax

	한글용어	의학용어
1	긴장성 기흉	tension pneumothorax
2	폐엽절제술	lobectomy
3	가슴막 삼출액	pleural effusion
4	기관절개술	tracheostomy
5	가슴절개술, 개흉술	thoracotomy
6	폐동맥색전제거술	pulmonary embolectomy
7	흉강천자, 가슴천자	thoracentesis
8	후두염	laryngitis
9	기관지염	bronchitis
10	세기관지염	bronchiolitis
11	식욕부진	anorexia
12	연하불능	aphagia
13	연하곤란	dysphagia
14	복수	ascites
15	산통	colic pain
16	변비	constipation
17	설사	diarrhea
18	소화불량	dyspepsia
19	상복부 통증	epigastric pain
20	방귀	flatus, gas out
21	토혈	hematemesis
22	고혈당증	hyperglycemia
23	저혈당증	hypoglycemia
24	복강내출혈	hemoperitoneum
25	혈변	hematochezia

	한글용어	의학용어
1	흑색변	melena
2	변실금	fecal incontinence
3	오심/구토	nausea/vomiting
4	볼거리	epidemic parotitis, mumps
5	식도정맥류	esophageal varix
6	식도염	esophagitis
7	위식도역류	gastroesophageal reflex
8	게실염	diverticulitis
9	위염	gastritis
10	위장염	gastroenteritis
11	위궤양	gastric ulcer
12	소화성 궤양	peptic ulcer
13	십이지장 궤양	duodenal ulcer
14	복막천자술	paracentesis
15	충수돌기염	appendicitis
16	복막염	peritonitis
17	장폐쇄	intestinal obstruction
18	장폐색	ileus
19	장중첩증	intussusception
20	창자꼬임	volvulus
21	탈장	inguinal hernia
22	치질	hemorrhoid
23	항문열상	anal fissure
24	항문루	anal fistula
25	항문폴립	anal polyp

	한글용어	의학용어
1	간염	hepatitis
2	간경화증	liver cirrhosis
3	지방간	fatty liver
4	간성 황달	hepatic jaundice
5	간성 혼수	hepatic coma
6	담낭염	cholecystitis
7	담관염	cholangitis
8	담석증	cholelithiasis
9	쓸개, 담낭	gallbladder
10	이자염	pancreatitis
11	위절제술	gastrectomy
12	위절개술	gastrotomy
13	위창냄술	gastrostomy
14	위세척	gastric lavage
15	충수절제술	appendectomy
16	결장절제술	colectomy
17	결장창냄술	colostomy
18	담낭절제술	cholecystectomy
19	부정맥	arrhythmia
20	빈맥	tachycardia
21	서맥	bradycardia
22	심정지	cardiac arrest
23	심장비대	cardiomegaly
24	흉통	chest pain
25	심계항진	palpitation

	한글용어	의학용어
1	청색증	cyanosis
2	잡음	murmur
3	팔로사징후	tetralogy of fallot
4	허혈	ischemia
5	협심증	angina pectoris
6	심근경색	myocardial infarction
7	울혈성 심부전	congestive heart failure
8	심근염	myocarditis
9	심외막염	pericarditis
10	심내막염	endocarditis
11	심장막절제술	pericardiectomy
12	심장이식	heart transplantation
13	심장초음파	echocardiography
14	심장천자	cardiocentesis
15	홀터 모니터	holter monitoring
16	혈관연축	angiospasm
17	색전증	embolism
18	폐색	occlusion
19	혈관조영술	angiography
20	혈액응고	blood coagulation
21	용혈(현상,반응)	hemolysis
22	지혈	hemostasis
23	출혈	hemorrhage
24	빈혈	anemia
25	대동맥 박리증	aortic dissection

	한글용어	의학용어
1	백혈병	leukemia
2	혈우병	hemophilia
3	패혈증	sepsis
4	자색반	purpura
5	수혈	transfusion
6	인공심박동기	artifical pacemaker
7	저체온증	hypothermia
8	고체온증	hyperthermia
9	제세동	defibrillation
10	동맥류	aneurysm
11	동맥경화증	arteriosclerosis
12	정맥류	varicose vein
13	혈전증	thrombosis
14	혈관수축	vasoconstriction
15	허리통증	lumbago/bag pain
16	골통	ostealgia
17	염발음, 비빔소리	crepitus
18	가골	callus
19	골수염	osteomyelitis
20	골염	osteitis
21	골막염	periosteitis
22	척추염	spondylitis
23	골다공증	osteoporosis
24	골절	fracture
25	분쇄골절	comminuted fracture

	한글용어	의학용어
1	끼임골절	impacted fracture
2	약목골절	greenstick fracture
3	압박골절	compression fracture
4	꼴레스골절	colles' fracture
5	탈구, 전위	dislocation
6	아탈구, 불완전 탈구	subluxation
7	변형	deformity
8	연골	cartilage
9	뼈이식	bone graft
10	견인	reduction
11	고정	immobilization
12	근막	fascia
13	인대	ligament
14	힘줄	tendon
15	벌림	abduction
16	모음	adduction
17	회전	rotation
18	관절통	arthralgia
19	관절강직	ankylosis
20	관절염	arthritis
21	통풍	gout
22	염좌, 삠	sprain
23	긴장, 과긴장	strain
24	관절낭	joint capsule
25	부목	splint

	한글용어	의학용어
1	근육통	myalgia
2	연축	spasm
3	경련	cramp
4	강직	rigidity
5	떨림	tremor
6	근긴장저하	hypotonia
7	근육긴장증	myotonia
8	근육종	myoma
9	근염	myositis
10	횡문근융해증	rhabdomyolysis
11	근막절개술	fasciotomy
12	근막절제술	fasciectomy
13	구획증후군	compartment syndrome
14	건봉합술	tenorrhaphy
15	척추고정술	spinal fusion
16	근육 파열	muscle tearing
17	복부, 배	abdomen
18	발꿈치	ankle
19	팔	arm
20	겨드랑이	arm pit
21	등	back
22	손등	back of the hand
23	하퇴, 종아리	calf
24	가슴	chest
25	턱	chin

	한글용어	의학용어
1	팔꿈치	elbow
2	눈	eye
3	눈썹	eyebrow
4	손가락 finger	index인지 middle중지, ring약지, little소지
5	발	foot
6	전완, 팔뚝	forearm
7	이마	forehead
8	손	hand
9	머리	head
10	무릎	knee
11	입	mouth
12	목덜미	nape of the neck
13	목	neck
14	손바닥	palm
15	명치	pit of the stomach
16	둔부, 엉덩이	rump
17	어깨 /등의	shoulder(위쪽 부분)
18	옆구리	side
19	목 안쪽	throat
20	엄지손가락	thumb
21	발가락	toe
22	엄지발가락	big toe
23	새끼발가락	ittle toe
24	혀	tongue
25	이빨	tooth

	한글용어	의학용어
1	상완, 상박	upper arm(어깨에서 팔꿈치까지)
2	대퇴, 허벅지	upper thigh
3	허리	waist
4	손목	wrist
5	실어증	aphasia
6	언어장애증	dysphasia
7	실조	ataxia
8	기억상실	amnesia
9	전조증상, 조짐	aura
10	반신마비, 편마비	hemiplegia
11	양측마비	diplegia
12	하반신마비	paraplegia
13	사지마비	tetraplegia
14	불완전 마비	paresis
15	반신 불완전마비	hemiparesis
16	실신	syncope
17	감각이상	paresthesia
18	경련, 발작	convulsion
19	혼수	coma
20	편두통	migraine
21	심부건반사	deep tendon reflex
22	롬베르그 징후	Romberg's sign
23	바빈스키 반사	Babinski reflex
24	무뇌증	anencephaly
25	뇌수종	hydrocephalus

	한글용어	의학용어
1	뇌성마비	cerebral palsy
2	뇌염	encephalitis
3	수막염	meningitis
4	치매	dementia
5	뇌출혈	cerebral hemorrhage
6	뇌경색	cerebral infarction
7	간질	epilepsy
8	안면신경마비	bell's palsy 벨마비
9	수막종	meningioma
10	두개골절제술	craniectomy
11	뇌혈관조영술	cerebral angiography
12	안구진탕증	nystagmus
13	어지러움증	dizziness
14	두통	headach
15	현기증	vertigo
16	전신 허약	general weakness
17	떨림	tremor
18	다발성 경화증	multiple sclerosis
19	요추천자	lumbar puncture
20	신경봉합술	neurorrhaphy
21	지속발기증	priapism
22	대상포진	herpes zoster
23	신경염	neuritis
24	뇌졸중	stroke
25	뇌진탕	cerebral concussion

	한글용어	의학용어
1	척수염	myelitis
2	대상포진	herpes zoster
3	신경염	neuritis
4	뇌졸중	stroke
5	뇌진탕	cerebral concussion
6	무뇨	anuria
7	배뇨장애	dysuria
8	유뇨증	enuresis
9	빈뇨	urinary frequency
10	핍뇨	oliguria
11	다뇨	polyuria
12	농뇨	pyuria
13	혈뇨	hematuria
14	단백뇨	proteinuria
15	당뇨	glycosuria
16	야뇨증	nocturia
17	요독증	uremia
18	신장염	nephritis
19	신우신염	pyelonephritis
20	수신증	hydronephrosis
21	신부전	renal failure
22	요관염	ureteritis
23	방광염	cystitis
24	요로결석	ureter stone
25	요관	ureter

	한글용어	의학용어
1	방광	bladder
2	요도	urethra
3	투석	dialysis
4	혈액투석	hemodialysis
5	신장절제술	nephrectomy
6	신장이식	kidney transplantation
7	복막투석	peritoneal dialysis
8	쇄석술, 돌깸술	lithotripsy
9	전립선	prostate gland
10	음낭	scrotum
11	고환	testis
12	임질	gonorrhea
13	매독	syphilis
14	포경수술	circumcision
15	부고환	epididymis
16	요도염	urethritis
17	요관협착증	ureterostenosis
18	월경	menstruation
19	무월경	amenorrhea
20	월경통	dysmenorrhea
21	초경	menarche
22	폐경	menopause
23	자궁	uterus
24	자궁출혈	metrorrhagia
25	불임	sterility

	한글용어	의학용어
1	백대하,백색질분비물	leukorrhea
2	자궁내막증	endometriosis
3	질염	vaginitis
4	질출혈	vaginal bleeding
5	자궁경부암	cervix cancer
6	자궁절제술	hysterectomy
7	난소절제술	oophorectomy
8	자궁외임신	ectopic pregnancy
9	유산	abortion
10	탯줄	umbilicar cord
11	태반조기박리	abruptio placentae
12	임신중독증	toxemia
13	분만, 출산	parturition
14	사산	stillbirth
15	제왕절개술	cesarean section
16	태아	fetus
17	유방절제술	mastectomy
18	양막	amnion
19	양수	amniotic fluid
20	임신	pregnancy
21	입덧	hyperemesis
22	표피	epidermis
23	진피	dermis
24	피하	subcutaneous
25	반상출혈	ecchymosis

	한글용어	의학용어
1	점상출혈	petechia
2	흉터	scar, cicatrix
3	가피	crust
4	자색반	purpura
5	홍반	erythema
6	발진	eruption, skin rash
7	탈모증	alopecia
8	가려움증	pruritus
9	가려움증	itch
10	옴	scabies
11	동상	frostbite
12	여드름	acne
13	욕창	bedsore
14	습진	eczema
15	백선증, 무좀	tinea
16	피부염	dermatitis
17	괴저	gangrene
18	농가진	impetigo
19	건선	psoriasis
20	두드러기	urticaria
21	대상포진	herpes zoster
22	사마귀	wart
23	반점	macule
24	수포(직경 0.5cm미만)	vesicle
25	수포 (직경 1cm이상)	bleb

	한글용어	의학용어
1	대수포(직경 2cm이상)	bulla
2	고름물집, 농포	pustule
3	결절	nodule
4	낭	cyst
5	피부이식	skin graft
6	죽은조직제거술	debridement 데브리망
7	봉와직염	cellulitis
8	안와	orbit
9	안구	eyeball
10	눈꺼풀	eyelid
11	결막	conjunctiva
12	각막	cornea
13	공막	sclera
14	홍채	iris
15	망막	retina
16	눈물샘	lacrimal gland
17	눈썹	eyebrow
18	속눈썹	eyelash
19	충혈	injection
20	안구건조증	xerophthalmia
21	공막염	scleritis
22	결막염	conjunctivitis
23	각막염	keratitis
24	홍채염	iritis
25	망막염	retinitis

	한글용어	의학용어
1	백내장	cataract
2	녹내장	glaucoma
3	다래끼	hordeolum
4	복시	diplopia
5	근시	myopia
6	난시	astigmatism
7	원시	hyperopia
8	야맹증	nyctalopia
9	노안	presbyopia
10	사시	strabismus
11	시야	visual field
12	시력검사	visual acuity test
13	전방출혈	hyphema
14	편위	deviation
15	안구돌출증	exophthalmus
16	안검하수	blepharoptosis
17	귓바퀴	auricle
18	내이	inner ear
19	중이	middle ear
20	고막	tympanic membrane
21	귓속뼈	auditory ossicle
22	외이	outer ear
23	귀통증	otalgia
24	귓물, 이루	otorrhea
25	이명	tinnitus

	한글용어	의학용어
1	유양돌기염	mastoiditis
2	고막염	myringitis
3	중이염	otitis media
4	난청	deafness
5	청력상실	hearing loss
6	이경검사	otoscopy
7	어지러움	dizziness
8	청력검사	audiometry
9	외이도염	otitis externa
10	응급의학과	**EM** Emergency Medicine
11	흉부외과	**CS** Chest Surgery
12	신경외과	**NS** Neuro Surgery
13	신경과	**NU** Neurology
14	성형외과	**PS** Plastic Surgery
15	정형외과	**OS** Orthopedic Surgery
16	소아과	**PED** Pediatry
17	신경정신과	**NP** Neuro Psychiatry
18	일반외과	**GS** General Surgery
19	내과	**IM**, Med Internal Medicine
20	이비인후과	**ENT** Ear, Nose, Throat
21	산부인과	**OB&GY** Obstetrics&Gynecology
22	치과	**DENT** Dentistry
23	방사선과	**RAD** Radiology
24	비뇨기과	**URO** Urology
25	안과	**OPH** Ophthalmologuy

	한글용어	의학용어
1	피부과	**DM,Derm** Dermatology
2	가정의학과	**FM** Family Medicine
3	재활의학과	**PMR** Physical Medicine & Rehabilitation
4	응급실	**ER** Emergency Room
5	수술실	**OR** Operation Room
6	회복실	**RR** Recovery Room
7	신장센터, 투석실	**KC** Kidney Center
8	분만실	**DR** Delivery Room
9	외래	**OPD** Out Patient Department
10	중환자실	**ICU** Intensive Care Unit
11	외과계 중횐지실	**SICU** Surgical Intensive Care Unit
12	내과계 중환자실	**MICU** Medical Intensive Care Unit
13	신생아 중환자실	**NICU** Neonatal Intensive Care Unit
14	순환기계 중환자실	**CCU** Coronary Care Unit
15	신생아실	**NR** Nursery Room

구급차 종이모형만들기

※ 풀칠하는 면

자르는 선

접는 선

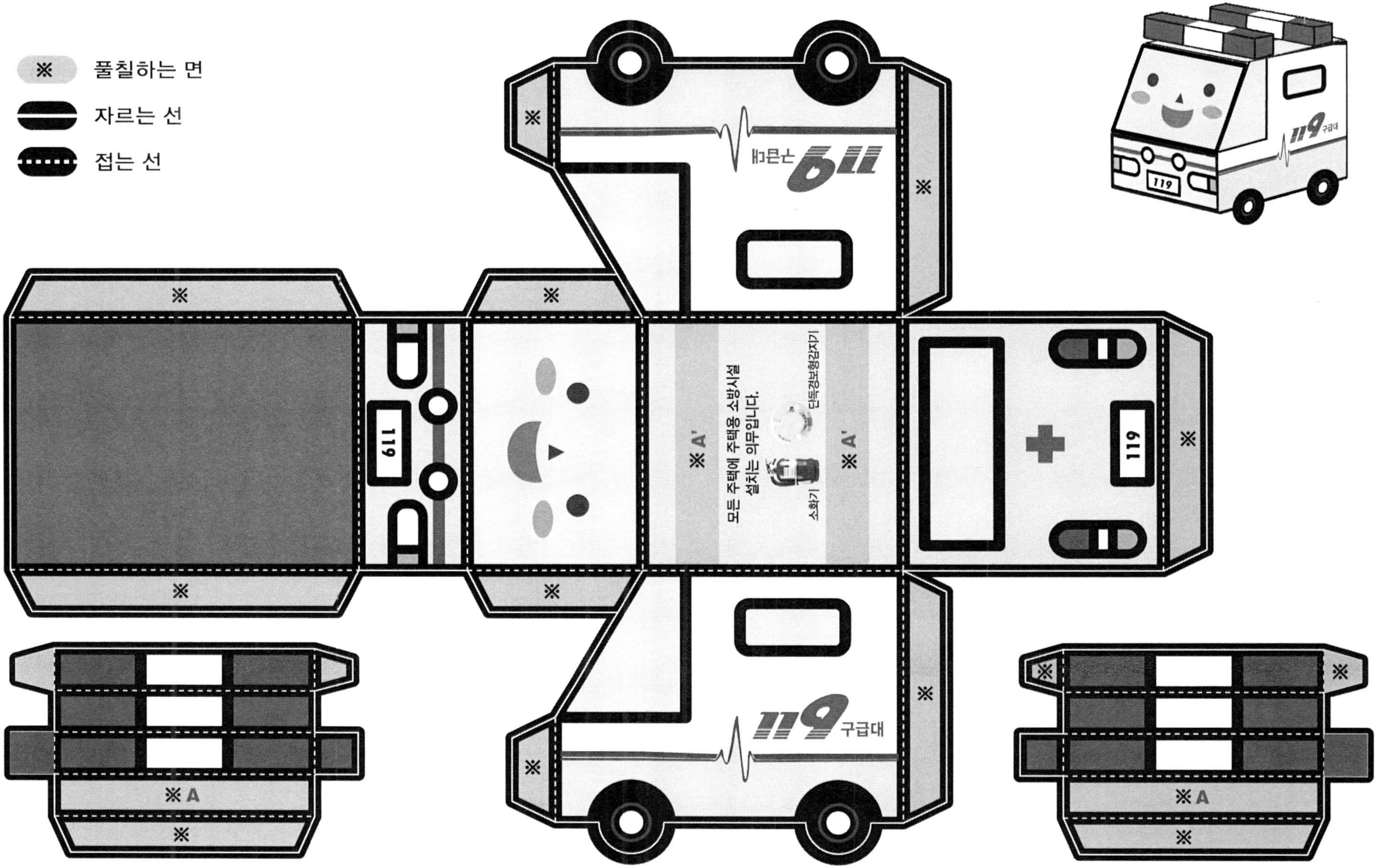

소방청
National Fire Agency 119

활력징후(Vital Sign) 체크기록지

확인 사항	반	학번		성 명	
	기타	* 양식에 맞게 기록하기 * 기록은 본인이 측정한 사람 기록하기			

환자평가		기록 사항						
		회차	시간	혈압	맥박	호흡	체온	SpO_2
	활력징후		:	/				%
			:	/				%
			:	/				%
			:	/				%
			:	/				%
			:	/				%
			:	/				%
			:	/				%
			:	/				%
			:	/				%
			:	/				%
			:	/				%
			:	/				%
			:	/				%
			:	/				%
			:	/				%
			:	/				%
			:	/				%
			:	/				%
			:	/				%
			:	/				%
			:	/				%
			:	/				%
			:	/				%
			:	/				%
	활력징후 측정시 문제점 (어려움)							

활력징후(Vital Sign) 체크기록지

확인 사항	반	학번		성 명	
	기타	* 양식에 맞게 기록하기 * 기록은 본인이 측정한 사람 기록하기			

환자 평가	활력 징후	기록 사항						
		회차	시간	혈압	맥박	호흡	체온	SpO_2
			:	/				%
			:	/				%
			:	/				%
			:	/				%
			:	/				%
			:	/				%
			:	/				%
			:	/				%
			:	/				%
			:	/				%
			:	/				%
			:	/				%
			:	/				%
			:	/				%
			:	/				%
			:	/				%
			:	/				%
			:	/				%
			:	/				%
			:	/				%
			:	/				%
			:	/				%
			:	/				%
			:	/				%
			:	/				%
	활력 징후 측정시 문제점 (어려움)							

활력징후(Vital Sign) 체크기록지

확인 사항	반	학번		성 명	
	기타	* 양식에 맞게 기록하기 * 기록은 본인이 측정한 사람 기록하기			

환자평가		기록 사항						
		회차	시간	혈압	맥박	호흡	체온	SpO_2
	활력징후		:	/				%
			:	/				%
			:	/				%
			:	/				%
			:	/				%
			:	/				%
			:	/				%
			:	/				%
			:	/				%
			:	/				%
			:	/				%
			:	/				%
			:	/				%
			:	/				%
			:	/				%
			:	/				%
			:	/				%
			:	/				%
			:	/				%
			:	/				%
			:	/				%
			:	/				%
			:	/				%
			:	/				%
			:	/				%
	활력징후 측정시 문제점 (어려움)							